U0224447

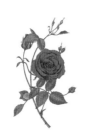

妙用食材
养脾胃

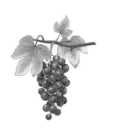

主　编　卢传坚　陈　延

副主编　郭　洁　黄智斌

编　委　宋莉萍　查冠琳

　　　　王军飞　庄映格

　　　　李馨妮　卢悦明

　　　　朱海媚　杨晓雁

绘　图　高　阳

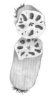

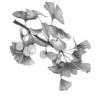

人民卫生出版社
·北京·

图书在版编目（CIP）数据

妙用食材养脾胃 / 卢传坚，陈延主编. — 北京：
人民卫生出版社，2021.1(2023.3重印)

ISBN 978-7-117-31013-0

Ⅰ.①妙… Ⅱ.①卢… ②陈… Ⅲ.①脾胃病－食物
疗法 Ⅳ.①R256.3

中国版本图书馆 CIP 数据核字（2021）第 002143 号

人卫智网	**www.ipmph.com**	医学教育、学术、考试、健康，购书智慧智能综合服务平台
人卫官网	**www.pmph.com**	人卫官方资讯发布平台

妙用食材养脾胃

Miaoyong Shicai Yang Piwei

主　　编：卢传坚　陈　延

出版发行：人民卫生出版社（中继线 010-59780011）

地　　址：北京市朝阳区潘家园南里 19 号

邮　　编：100021

E - mail：pmph @ pmph.com

购书热线：010-59787592　010-59787584　010-65264830

印　　刷：北京铭成印刷有限公司

经　　销：新华书店

开　　本：710×1000　1/16　印张：16

字　　数：200 千字

版　　次：2021 年 1 月第 1 版

印　　次：2023 年 3 月第 2 次印刷

标准书号：ISBN 978-7-117-31013-0

定　　价：78.00 元

打击盗版举报电话：010-59787491　E-mail：WQ @ pmph.com

质量问题联系电话：010-59787234　E-mail：zhiliang @ pmph.com

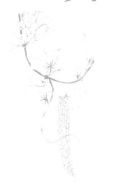

主编简介

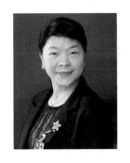

卢传坚，医学博士，教授，博士研究生导师，国家卫生计生突出贡献中青年专家，国家中医药领军人才"岐黄学者"，广东省医学（中医药）领军人才，广东省"特支计划"教学名师，广东省中医院岭南补土学术流派学术带头人。现任广东省中医院副院长，曾荣获"全国优秀科技工作者""全国首届杰出女中医师""第二届全国百名杰出青年中医"等称号。

主持并完成国家科技支撑计划、国家行业重大专项、国家自然科学基金、省市科技计划项目及省自然科学基金团队项目等多个项目。主编出版专著20部（英文专著6部），以第一作者及通讯作者发表学术论文150余篇（SCI收录60多篇）；获得国家发明专利授权和软件著作权共9项，成功研发并转让中药新药3项，主持并获得广东省科技进步奖一等奖、广东省教育教学成果奖一等奖等省部级教学、科研成果奖共12项。

主编简介

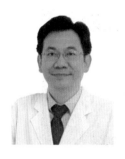

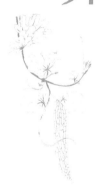

陈延，硕士研究生导师，主任中医师，广东省中医院芳村消化科主任，全国老中医药专家学术经验继承人，广东省中医院青年名中医。广东省中医院补土学术流派研究团队负责人。广东省中医院炎症性肠病慢病管理团队负责人。广东省中医药学会消化病专业委员会副主任委员，中华中医药学会脾胃病分会委员，世界中联消化病专业委员会常务理事，吴阶平医学基金会中国炎症性肠病联盟中西医结合专业委员会委员，中华中医药学会中医药文化分会委员，广东省医师协会消化科医师分会委员。擅长使用中医补土理论治疗炎症性肠病（克罗恩病、溃疡性结肠炎）。

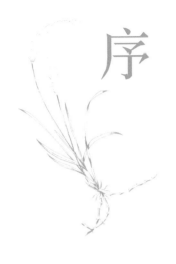

序

古人有云："竹头木屑，曾利兵家。"用兵之道与中医遣方用药之法本有共通之处，为帅者调兵遣将，为医者则选药组方，行军打仗不问出身，本草药物亦无分贵贱，关键都在于如何运用。许多本草在人们眼中，不过是些"竹头木屑"，但用于治病救人却可发挥极大的作用。尤其是日常所用的各种食材，看似平淡无奇，却能发挥意想不到的功效。且因它们随手可得，对于日常调养的实际意义会更大。

食疗其实也是中医治病中的重要一环，说到底，食物与药材都源于自然，但因食物多性质平和，因此人人皆可日常食用，而药材则因偏性较强，便化作医师手中的工具。由此看来，食物与药材间的界线并非泾渭分明，有不少材料属于"药食同源"，既可作为食物，又有一定的药用价值。尤其对于慢性病的调养，更需要这些性质平和的可药、可食之物，且人对药物多有畏惧之

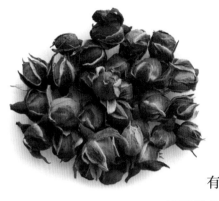

心，对于食疗则更容易接受，易于长期坚持。

在食疗之中，以调养脾胃为要。古籍有云："有胃气则生，无胃气则死。"水谷精微的化生，都需要经过脾胃，若胃气已匮，连外界食物的营养都无法吸收，何谈康复。因此，本书虽以《妙用食材养脾胃》为名，却并非仅针对脾胃进行调理，而是以养好胃气作为调养的出发点。

同时，本书遵循传统食疗"药食同源"的特点，选取的本草都是日常可作食材使用之物，文艺如泡茶用的茉莉花，通俗如厨房常备的葱、姜，上至树上的山楂、椰子，下至水中的鲫鱼、土里的山药……这些点缀在生活中的本草都被一一挖掘，并结合传说、故事和文献记载加以解释说明，将其功用、原理和用法依序阐述。书中所载食疗本草的功用，很多都是人们日常所用，但却未必能人人尽知其道理，因此读者读来既会十分熟悉、亲切，又有耳目一新之感。

作为一本中医科普书籍，本书由浅入深，将中医隐藏于生活中的智慧为读者一一点拨。使读者在通晓本草效用原理之后，便能举一反三，将食疗应用得更为灵活、广泛。在掌握了"胃气为本"的原则后，读者还能够依据书中的本草食材的分类，围绕脾胃的变化和自身需求，进行有目的的调养，比起一味地"滥补"，更能有的放矢。

最后，以《食鉴本草》中的一段话赠予各位："乃知人生之一饮一食，莫不各有宜忌存焉。若五谷菜蔬，以及瓜果六畜等类，靡不毕具。或食以延年，或食以致疾……吾愿摄生者，以有益者就之，无益者违之，庶养生却病，两有裨焉。"愿诸君亦如此，善用本草，却病延年。

国医大师

广州中医药大学首席教授

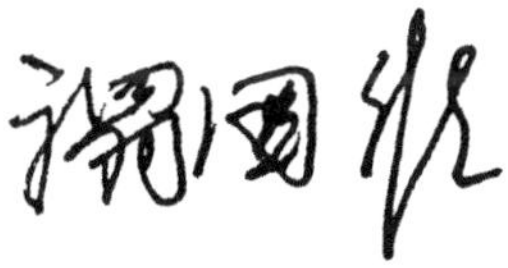

禤国维

2020 年 8 月 8 日于广州

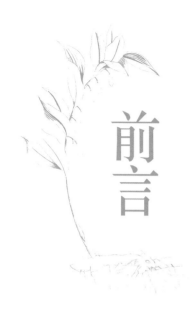

前言

　　古人常用"本草"这个词统称一切可作药用的材料，它不仅包括各种植物，也泛指矿石、动物等一切可入药的天然药材。其中，除了老百姓熟知的黄芪、人参等正经八百的药材，也有一些材料甚至都不必到药房，在普通家庭的厨房里就能找得到。例如做茶饮时调的薄荷、炒田螺时配的紫苏、熬骨头汤时加的葛根以及烹调必备的姜、葱……这些日常食材都在本草中占据了一席之地。

　　虽然大家对这些食材类的本草十分亲近，但对于它们具体的性质和作用却未必了解，可谓是"最熟悉的陌生人"。就算是在各种养生食谱中，多数也只是笼统地介绍每一道膳食的功效，但对于膳食的主角——本草食材却没有一一解析。编者以为，"授人以鱼，不如授人以渔"，如果能把这些常用本草食材的"性格特点"都细细讲解一番，方便读者自行灵活应用，从而配制出符合自己需求和口味的膳食，岂不更好。

　　本书介绍的都是生活中常见的本草食材，大家喜欢用它们进行调养，无非是认为养生药膳食用方便、可口又安全，殊不知口口相传的"秘方"未必人人适用、天天食用的药膳食材也各有自然偏性。如果用法不当，最易受到伤害的往往就是我们的脾胃，生活中不乏因药膳调补不当反而伤及脾胃的例子。对于这些本草食材，很多人仅略知其作用，却不知道它适合用于什么情况，甚至还存在不少认知误区。因此，凡是有心于中医养生的读者，都需要有一本介绍"食材本草"的科普书籍，助您当好自己的"调养师"。

　　为了使内容层次更加分明，我们将食材本草按其作用属性分为 5 大类，对每一味本草的介绍也都分为"细解本草""本草功效""活用本草"3 个部分，分别展示其"性格特点""技能特长"及"尽其所能"的特性，以便读者能快速地"各取所需"。同时，为了使书中的知识能更好地被读者"消化"，我们力求将深奥的中医原理化为通俗易懂的各种比喻和故事，让读者在愉快的阅读过程中，不知不觉地步入本草知识的殿堂。

作为专业的中医医师，多年的学习和临床实践是必经之路，虽古人语"学海无涯苦作舟"，然而我们却感觉学习中医药、运用中医药，其实是富有乐趣的事情，学习的过程当是"流连忘返、乐在其中"才对。我们也希望把这种乐趣分享给本书的读者们，让大家能够"妙用"本草食材，助您及家人、朋友制作出美味、可口又有益健康的佳肴。

卢传坚　陈　延

2020 年 8 月于广州

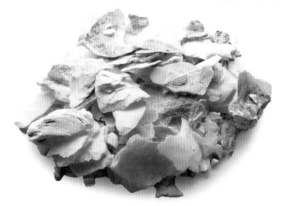

第
一
卷

轻
扬
如
春

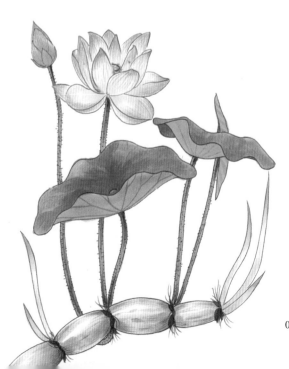

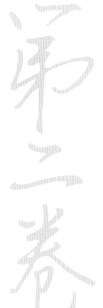

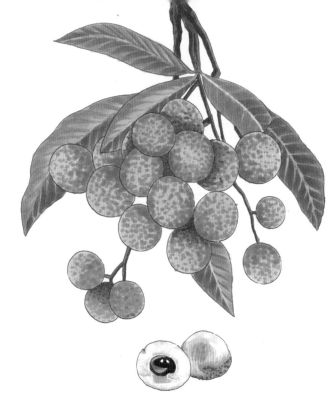

暖如夏日

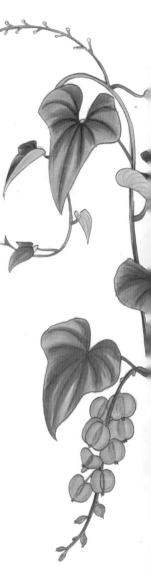

四季助脾

■ 补脾虚

■ 祛湿邪

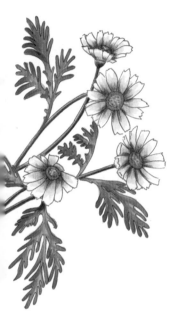

健脾化湿

凉降似秋

润燥类

■ **降火类**

封藏如冬

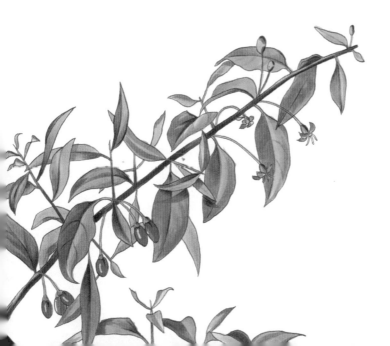

引言

俗话说"药补不如食补"，有针对性地运用食物进行日常调养，是中国老百姓最喜欢的养生方式之一。有感于此，编者在编写的《善用本草养脾胃》付梓出版之际，精心策划了姐妹篇——《妙用食材养脾胃》，前者主要介绍的是一些药食同源的药材，而后者介绍的则多是"接地气"的食材，这些食材都是大家在厨房以及菜市场能见到的。从中医的角度看，每种食材都有其特点，尽管大多数食材的偏性不像药材那么明显，但如坚持长期食用，对人体产生的调理作用也不可小觑。

在温饱难以保证的年代，人们自然只求果腹；但在物质条件相对丰富的今天，天南地北的食材人们都可享用，食材的味道和种类都早已不是问题。因此，食材对身体是否有益、会产生何种作用，便成为大多数读者的关注焦点。当然，因每个人所面对的健康问题不同，养生需求也会不一样，但大家都希望自身的"正气"更为充实，身体的"底子"更好，也就是中医常说"扶正固本"。

那么，想要"扶正固本"该从何处入手呢？人体的五脏六腑均与正气有关，但关系最为密切的应该是脾胃。中医认为，脾胃乃后天之本、气血生化之源，食入的水谷由此化生为气血精华，供养全身。古代名医刘完素（河间人，世称刘河间）便赞道："五脏六腑、四肢百骸受气皆在脾胃。"可见脾胃正是滋养正气的重要来源。脾胃在五行中属土，中医形容它在人体中的作用便如同土地在自然界的作用一样，万物皆由此生长，故有"土为万物之母"一说。

说起补益脾胃，很多人直接想到的就是吃些山药、莲子等补脾、健脾的食材，这样的认识虽然没有错误，但却显得局限了一些。中医重视脾胃中土，不仅仅是重视脾胃本身健康与否，更要重视它的产品——气血，就像农民重视土地，实际是重视这块土地的收成。

中医常强调"天人合一"，是因为自然界中运行的许多规律同样也适用于人体。如果我们把脾胃看成是土地，把气血看成是庄稼，就会发现，想要庄稼有好收成，单靠土地是不行的，还需要阳光、水分等共同作用，才能有大丰收。另外，如果不在冬天给予土地一定的休整时间，也会影响来年的收成。人体也是如此，单靠脾胃不能完成全部工作，还需要肝木的疏泄、心火的温煦、肺金的凉降和肾水的潜藏，这样才能更好地发挥其化生气血的功能。因此，虽然本书起名为《妙用食材养脾胃》，但书中所论述的食材并非只是作用于脾胃那么单一，而是围绕着脾胃运化的全过程进行调理，最终达到调整脾胃升降、恢复人体正气的目的。

本书按照本草食材的升、降、浮、沉属性，结合中医对五行的认识，分为5类："轻扬如春""暖如夏日""四季助脾""凉降似秋"和"封藏如冬"。

　　"轻扬如春"一卷中所收录的食材多具有轻宣、升浮的特点。它们像春风一样，使人体的阳气逐渐复苏，引脾胃清气上升；就像春天来了，庄稼慢慢长出嫩芽一样，从而达到《黄帝内经·素问》中所说的"春三月，此谓发陈，天地俱生，万物以荣"的目的。

　　"暖如夏日"一卷中所收录的食材多具有辛散、温通的特点。它们像夏日一样，祛除体内的寒湿之邪，使脾阳振奋，改善脾胃的健运功能；就像夏天来了，庄稼茁壮成长，从而达到《黄帝内经·素问》中所说的"夏三月，此谓蕃秀，天地气交，万物华实"的目的。

　　"四季助脾"一卷是本书的重点，所收录的食材与脾胃的关系更为直接。有时候，季节寒热的变化都恰到好处，但庄稼还是长不好，这时便要看看是不是土壤本身不够肥沃，或者是土中的水湿过重，这是一年四季都需要关注的问题，解决这类问题的内容便收录在此章中。

　　"凉降似秋"一卷中所收录的食材以生津、通降为主。它们就像凉爽的秋天一样，将夏天的炎热一扫而光，使胃气肃降；就像秋天来了，麦穗低垂，从而达到《黄帝内经·素问》中所说的"秋三月，此谓容平……收敛神气，使秋气平"的目的。

　　"封藏如冬"一卷中所收录的多是滋养、封藏的食材。它们像冬天的瑞雪一样，使阳气内敛，让正气归内并得以休养生息；就像在土里深深地埋好种子，为来年的春耕做准备一样，从而达到《黄帝内经·素问》中所说的"冬三月，此谓闭藏……此冬气之应，养藏之道也"的目的。

　　需要特别指出的是，这样的分类并非意味着这些食材只能在某个季节使用，而是为了更加形象地展示它们的作用，各位读者可根据自己的调养需求灵活选择。如寒冬可使用"暖如夏日"的食材温阳、散寒，夏季上火也可借助"凉降似秋"的食材进行清热。说到底，这只是一种大致的比喻，当您遇到养生问题或体有微恙时，想一想需要借助哪个季节的力量，由此便可在这本书中找到您所需要的答案。

第一卷
轻扬如春

说起春天，人们在脑海中所浮现的春日景象，就像花朵或草木一样，散发着清香气息。春季是万物生机复苏之际，与此相配的是质地轻扬、带有提神香气的食材，引导着阳气向上发散，如同春风自内而外地吹拂。对脾胃来说，"春季"确实也是道"开胃菜"，下面就让我们从这类食材说起吧。

薄荷

芳香挡不住，清凉沁心脾

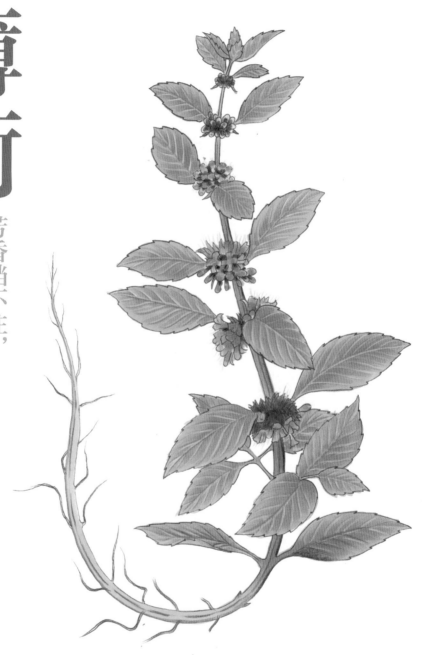

薄荷，又名"银丹草""升阳草"，常常出现在各种西式饮料中的它，看起来似乎是个"舶来品"，其实中国老百姓已经和薄荷打了几百年的交道。尤其在浙江、江苏一带，薄荷茶自古便是人们的家常饮料。古人喜欢在屋子前后栽种几株薄荷，劳作回来后摘下新鲜薄荷叶煮茶喝，夏季饮用特别解暑解乏。薄荷的香气虽浓烈但十分清爽，闻之令人神清气爽。更难得的是，薄荷叶不仅气香，入口嚼之也有一份沁人心脾的凉意，是真正的由内而外"透心凉"。

细解本草

据《本草纲目》中记载薄荷："辛能发散，凉能清利，专于消风散热。故头痛、头风、眼目、咽喉、口齿诸病、小儿惊热、瘰疬、疮疥为要药。"薄荷多生长在潮湿的地方，如河边、沟边、小溪等处。薄荷在我国南方与北方都有生长，但是以炎热的江浙地区为道地产区。薄荷一年中通常有两次收割时间，第一次是在7月中旬，小暑至大暑期间，此时薄荷的芳香味道最强，适合提取薄荷油；第二次是在10月中下旬，大约是霜降之前，此时的薄荷以晒干入药为主。

薄荷的生长时期处于一年中最炎热的时段，天气虽热，薄荷叶却越长越旺，可见它很能"对抗"炎热。薄荷叶初入口时味道辛辣，辛辣过后又有一股弥久不去的凉味，正是辛可透表，凉能清热。中医认为，辛味有宣散的功效，薄荷的辛凉就像空调里吹出的一股凉风，风的流动可以打开人体毛窍，将人体内部的郁热外散，凉则可以降温清热。当人感受"风热"的时候，这股上冲的"热气"郁在上部发散不去，容易使人出现头昏、眼胀的症状，而这时闻一闻薄荷做成的香囊便能有所缓解，在药学书中也记载薄荷有"清利头目"的作用。此外，薄荷还能治疗因暑热或上部风热而造成的咽痛、发热、皮肤红疹等。

本草功效

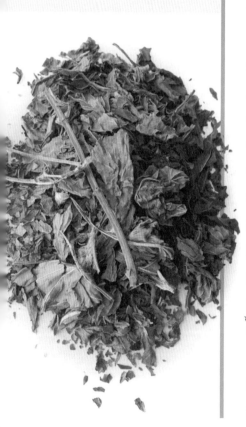

除消风散热外，薄荷还能疏肝，《本草新编》中记载薄荷："入肺与包络二经，又能入肝、胆。下气冷胀满，解风邪郁结，善引药入营卫，又能退热，但散邪而耗气，与柴胡同有解纷之妙。""薄荷不特善解风邪，尤善解忧郁。"薄荷颜色青绿，色青入肝，辛可疏肝，凉可清热。因此，可以治疗肝郁化热的情况。中医认为"肝主怒"，平素我们也会说容易生气的人是因为"肝火旺"。有怒火憋在心里的时候，老人们会说"发出来就好了"，这种发泄的方式不一定是要冲别人发火，运动、倾诉等都是"发"的方式，服药也是一种方法。中医名方"逍遥散"就善于治疗肝气郁结、情绪不畅的情况，其中便含有薄荷。方中的薄荷能够引导人体的"肝火"向外发散，同时它的凉性还可平衡肝热，吃完后使人肝气畅达、自在逍遥，重新恢复开朗的心境。

活用本草

薄荷最为芳香的时间是第一次收割之时，此时正值暑热天气，按"得时而食"的原则，薄荷此时最为芳香，具有消风散热、清利头目的作用。第二次收割的时候为霜降之前，此时薄荷得秋凉之气，亦可消除风热邪气，与第一次收割相比，第二次收割时其辛散力度减弱，而凉性增强，清热力度也更强。

除了入药以外，现在很多饮品也加入薄荷进行调味，有一款经典的鸡尾酒——莫吉托就含有新鲜的薄荷叶。莫吉托诞生于古巴，据说是一种海盗饮品。随着鸡尾酒文化的复兴，对使用新鲜材料兴趣的增加，以及拉丁美食潮的兴起和古巴音乐的风靡，莫吉托在美国获得了普遍的欢迎。它以全新的面貌出现在人们面前，原料包括挤过的青柠檬、碎冰和切碎的薄荷等，这个改良的版本从美国开始席卷全球。

莫吉托

 材料 青柠檬1个，新鲜薄荷叶8～10片，白砂糖适量，白朗姆酒20毫升，苏打水50毫升，冰块适量。

 做法 薄荷、青柠檬洗干净，柠檬一部分切片，一部分挤出柠檬汁放在小杯里备用。取一个玻璃杯，把薄荷叶、白砂糖、柠檬汁倒入杯中，柠檬汁可根据个人口味调整用量，薄荷叶需捣碎。杯中放入冰块，倒入白朗姆酒、苏打水，最后用一些薄荷叶、柠檬片进行装饰，即可饮用。

葛根

升阳解肌、生津、除虚渴

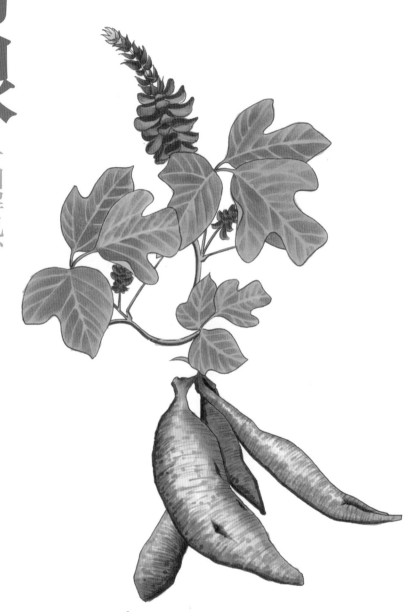

葛根又名"粉葛"，是岭南地区日常食用的蔬菜之一，常常出现在人们的餐桌上。葛根味道可口，常作为煮汤的用料，南朝著名医家陶弘景的著作《本草经集注》中曾记载："葛根，人皆蒸食之，当取入土深大者，破而日干之……南康、庐陵间最胜，多肉而少筋，甘美，但为药用之，不及此间尔。"关于葛根来源的传说较多，其中一则是这样说的：相传名医葛洪在江苏句容修道时，发现山里长着一种青藤根，可以食用也可以药用，适逢有一年瘟疫流行，葛洪便将这味本草的作用告之当地百姓，救了不少人的生命。于是，后人就把此植物叫作"葛"。

细解本草

中医认为，葛根入足阳明胃经，是阳明经的引经药，据《神农本草经》中对葛根的记载："味甘，平。主消渴，身大热，呕吐，诸痹，起阴气，解诸毒。"葛根的主要产地是广东、广西壮族自治区、湖南、浙江、河南等地，一般是春种冬收，多生长在山坡、草丛等阴湿之地。葛根同时具备了升阳、解肌、生津的功效，最能升发脾胃清阳之气。葛根之所以能够"治消渴，身大热，呕吐，诸痹"，关键在于其"起阴气"的作用，"起"字代表葛根具有搬运的作用，犹如抽水机，把地下水往上抽，灌溉干枯、炽热的土地，而人体中的"胃"属于阳土，在夏季容易化热伤津，胃热时则易出现呕吐、身热等不适，津伤则易产生口渴。津液在进一步消耗的情况下，也会影响血液对于经脉的滋润，以致出现肌肉酸痛不适的情况，因此，在夏季腰背酸痛的情况下可以用上葛根。

本草功效

葛根的外形与人体的肌肉形状相似，肉中有丝，如人体肌肉中的肌纤维一样，中医有一种认识本草的方法，叫作取类比象法，指将两种表面不相关的事物，通过本质上的共性联系到一起。譬如在中药学中，由于花朵多生于植物的顶端，所以它的药用功能多是治疗人体上部的疾病，故有"诸花皆升"之说。葛根因为外形类似肌肉，其肉质又与肌肉的肌纤维外形相似，因此便用它治疗肌肉酸痛不适的情况，本草古籍中将这种作用称为"解肌"。葛根随其用量不同，作用也不同，据《药品化义》中记载："若多用二三钱，能理肌肉之邪，开发腠理而出汗，属足阳明胃经药……若少用五六分，治胃虚热渴，酒毒呕吐，胃中郁火，牙疼口臭。或佐健脾药，有醒脾之力。"也就是说，葛根多用可发汗解表，少用则可开胃散火。

活用本草

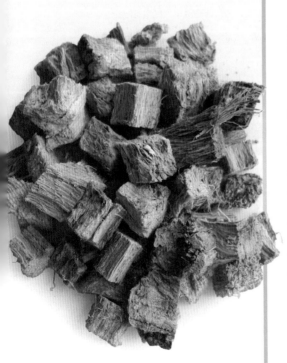

葛根用于食疗中，一般有 3 种做法：蒸食、作为汤料和作为甜品材料。在岭南地区，葛根多在夏天食用，譬如葛根马蹄甘蔗水、粉葛煲鲫鱼、葛根煲筒骨等，食材搭配均利用其"起阴气"的特性，先为人体补充足够的"地下水"，以便供葛根"搬运"之用。若为脾胃虚弱、肝肾不足者，则不宜过量食用。

葛根煲筒骨汤

材料 鲜葛根 50 克，猪筒骨 500 克，姜片 5 片，蜜枣 3～5 枚，盐适量。

做法 葛根去皮、洗净，切块备用；猪筒骨洗净后用热水烫去血污，然后再过清水洗净。把葛根、猪筒骨、蜜枣、姜一同放入锅中，加水没过材料，大火将水煮开后，转小火慢炖 2 小时，最后加盐调味即可。

本品具有生津养阴的功效，对于因暑天出汗较多所导致的胃口不佳、口渴明显者特别适用。

老母鸡煲葛根汤

材料 鲜葛根 50 克，老母鸡 500 克，火腿肉 10 克，党参 5 克，姜片 5 片，蜜枣 3～5 枚，料酒 50 毫升，盐适量。

做法 葛根去皮、洗净，切块备用；老母鸡洗净、切块，过热水后备用。把所有材料放入砂锅中，加水刚好没过所有材料，大火煮至水沸腾 15 分钟，后转小火慢炖 1 小时，加盐调味即可。

本品具有健脾补气、生津止渴的功效，对于长期熬夜、用脑较多的人群特别适用。

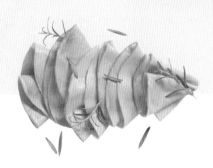

紫苏

既让人『开心』，又解『海鲜毒』

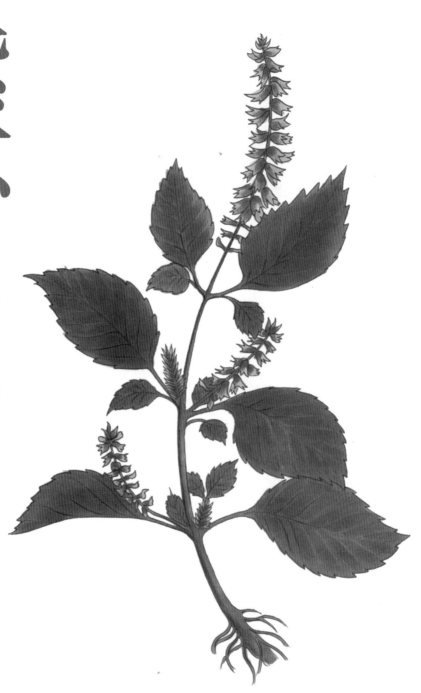

临江近海的人们，在煮鱼汤的时候常常会向汤中加入一些新鲜的紫苏叶，去腥又暖胃。关于紫苏，还曾有一个和螃蟹有关的传说。有一年，一位名医云游到某地，正赶上九九重阳节，一群富家子弟在酒楼里比赛吃螃蟹，看谁吃得又快又多。螃蟹个个体肥爪壮，那群人吃得满嘴流油，一旁的蟹壳也已经堆成了小山。名医上前劝阻，但正赶上比赛进行得热火朝天，根本没人听他的劝诫，名医叹了口气走开了。没过多久，这群吃螃蟹的人突然开始捂着肚子叫痛，有一个甚至疼得在地上打滚。酒楼老板慌忙向名医求救，名医便在酒楼附近的洼地里采来一些紫色的叶子，让老板拿去煮水给这些人服下，没过多久后，这些人的疼痛便缓解了。名医又发了一些叶子让他们带回去，这群富家子弟又羞又愧，千恩万谢地走了。在这个故事中，名医所用的叶子正是古籍称能解"鱼虾蟹毒"的紫苏叶。1981年《上海中医药杂志》中也记载过湖南中医俞正求用紫苏治疗鱼胆中毒患者的医案，可见确有一定疗效。

细解本草

　　紫苏叶，味辛、性温，具有发表散寒、行气宽中的功效，主要用于治疗外感风寒、气滞呕吐以及鱼蟹中毒等证。紫苏除叶外，紫苏梗亦可入药，一般来说紫苏叶在感冒的情况下用得多，紫苏梗则在肠胃不适、伴气滞疼痛的情况下更为合适。紫苏茎秆中空，符合中药"中空则能通"的观点，但本草中有行气止痛功效的草药颇多，紫苏有何特别之处呢？紫苏的特别正在于其颜色，多数草本植物的叶子是绿色的，而成熟的紫苏叶是紫红色的，中医因此认为它不仅可以入气分，而且可以入血分，且"通行"的力度更加深入。脾胃中血络甚多，当气滞不通时不仅气分受阻，也常兼有血滞不通的现象，此时用上紫苏便可兼行气血，效果也会来得更好、更快。同时，中医里还有"汗血同源"的说法，只有当充足的血液供应于体表，才能使得感冒中的人有足够的"资源"去出汗。因此，对于一些体虚又兼有外感的人也可用紫苏叶解表，以调动更深层的血气供应于表，使人体能够汗出而邪气去。

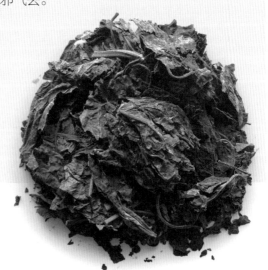

本草功效

紫苏叶主要用于治疗感冒和肠胃不适，尤其是在因饮食不慎、出现腹部胀痛又呕吐不适的情况下，可试饮一碗紫苏水，古籍中说其有"止呕"的功效。在开篇的故事中，那群富家子弟因过量食用螃蟹而"中毒"，这其实是因为螃蟹性寒，少量食用时尚且无妨，若一次性大量食用，寒食则会阻滞脾胃气血运行，因此吃完便腹痛难忍。这在源头上和食积是不一样的，没有时间用消食药慢慢消化，因此名医便采来性温的紫苏叶，一方面温可散寒，另一方面取苏叶能温散气血的特性，助脾胃气血迈过这个"坎儿"。由于鱼、虾、蟹等水产品多数偏寒、偏湿，因此古人便常用紫苏叶"解毒"。

紫苏还有一个特别的用处，就是可用于治疗心情不畅所导致的气滞。在中医中，有一种疾病叫"梅核气"，意思是喉咙里好像被什么东西堵着，不上不下，但是做检查又难以发现器质性改变。这种情况多见于女性，常常在情绪特别低落或生气的时候出现，等心境变得开朗后症状又会自然缓解，而治疗该病的名方半夏厚朴汤里便用到了紫苏叶这味药。之所以选用紫苏叶，是因为情绪不佳时，气机的阻滞在"内心深处"，如果要把这种"不开心"发泄出来，用普通的解表药往往不合适，用紫苏叶这种由里及外的本草却正好。其实，在心情不佳时，进行运动或找人倾诉，都是一种将"里气外泄"的方法，有助于内部情绪的调整，这和紫苏叶起到的其实是同一个作用呢。

活用本草

紫苏粥

 材料 干紫苏 10 克，大米 50 克，蜜枣 4 枚，冰糖 5～10 克。

 做法 如常法煮粥，趁热时加入紫苏、冰糖、蜜枣再微沸片刻即可食用。建议热服。

本品具有祛风除寒之功，不拘何种体质均可服用。

紫苏面

 材料 挂面 300 克，新鲜紫苏叶 10 克，芫荽（俗称香菜）5 克，豆豉 3 克，辣椒油少许，橄榄油 50 毫升，盐少许。

本品不拘何种体质均可服用。

 做法 将锅内注入清水烧开，下入挂面，加少许盐煮开 1 分钟，改用小火后再煮 10 分钟关火。另起锅，将橄榄油倒入锅内烧热，倒入面锅内，再加入辣椒油、盐及豆豉，盛碗后撒入切好的紫苏叶丝及芫荽即可。

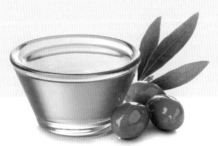

葱

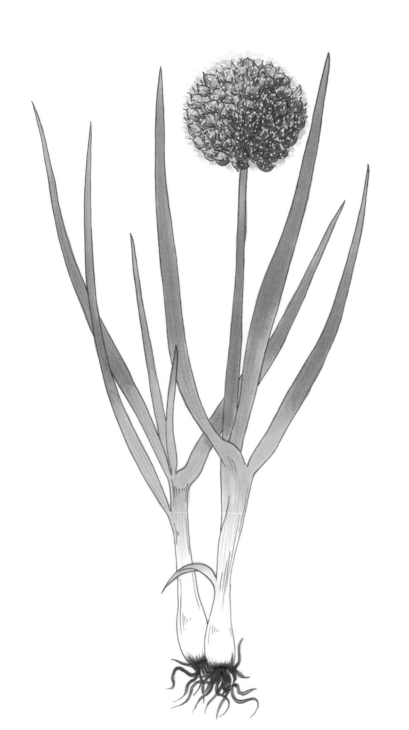

厨房里就能做得出的感冒药，

这味本草是关键

　　葱是家家户户厨房中的必备食材，北方有蘸酱吃的大葱，南方有切成葱花用来调味的小葱。虽说这种食材其貌不扬，开出来的花也貌不惊人，但传说当年它也名列天庭的诸花仙之一，被种在王母娘娘的花圃里。有一天，葱仙女和其他花仙看到人间瘴气弥漫、瘟疫横行，就决定用自己的花香辟秽祛瘴。然而，其他仙子散发出的芳香均不敌瘴气之猛烈，唯有葱仙女的香气辛辣浓烈，呛得瘟神败下阵来。王母娘娘听说此事后，认为葱仙女破坏了天条，将她贬下界去。葱仙女下凡后依旧不忘初心，化作本体，并将种子散向大地，从此地上处处皆有葱的身影。尤其是在瘟疫流行的时候，古代农民们都会采葱辟秽，喝葱汤祛寒解表。

细解本草

　　葱不仅是一味厨房中常见的调味品，还具有发汗解表的功效。《证类本草》中记载葱白"味辛、性平"，主治"伤寒、寒热、出汗、中风"等证。葱的叶子细长，葱管柔嫩、易折，但葱叶的下半部都紧紧地裹在根部的葱白里，拔都拔不动。正因为葱本身就是一种"叶不离根"的本草，不会把人体仅剩的那点阳气"连根拔起"，因此在阳虚又有外感的情况下，医师才能放心地用上它。在阳气很虚的时候，它只是稍稍"调"一点阳气来解表，不会动用身体里过多的"资源"。因此，葱算是本草中最为温和的"感冒药"，老人小孩都可以用。

本草功效

为什么阳虚的人不能用太峻猛的解表药呢？对这些人来说，供应日常所需的元气本来就已经不够用，在感冒的时候更加没有"力气"去解表散寒，但外头的感冒不治又不行，这时候就需要精心挑选一味既能解表又不至于耗气的本草。以往老百姓都知道，应对淋雨或者着凉后的小感冒，可以切上一些生姜，加葱白和一点豆豉一起煮汤，患者只要喝下葱姜豉汤就会感到浑身暖和，再出一点汗，病也就好了。在治疗感冒的时候，中医师很注意用药的分寸，药力不能太弱，否则肌表没有充分打开，邪气不能散干净；但也不能太强，有些人在感冒后强行服用发汗药，出一身大汗后，烧虽然退了，但人也会特别累，这是因为出太多汗会耗损人体的正气。而葱"叶不离根"的特性，使它的发汗作用较为"含蓄"。同时，切葱时也会流出黏腻的葱汁，汁液的黏稠也意味着它能把外涌的汗液给适当地"粘住"，避免过度出汗。因此，有些古籍里也记载着新鲜的葱汁可以用于止鼻血，同样是取它"黏合"的特点。

活用本草

关于做药用的葱是用大葱好还是小葱好，学界有一定的争议。笔者较为倾向于使用小葱，下文中所用的材料也都是小葱。一般情况下，治感冒、发汗，多用葱白；而新鲜的葱汁则有一定的止血作用。

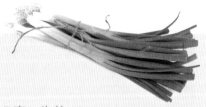

葱豉汤

材料 小葱 4 ~ 5 根，淡豆豉 15 克，生姜 10 ~ 15 克（切成 5 ~ 10 片）。

做法 小葱去掉葱叶，保留葱白并切段，淡豆豉以药房出售的为最佳，生姜洗净后连皮切片或切成碎块。将上述材料一起放入锅中加一碗半到两碗水，煮沸后再煮 10 ~ 15 分钟，关火即可饮用。

葱豉汤在《太平圣惠方》《肘后备急方》等书中均有不同版本，上方是参考了多个版本并结合家庭需要而拟。该汤适合用于轻度风寒或寒湿外感，即发热不明显或无发热、怕冷不怕热、打喷嚏、鼻塞、流清涕、咳嗽但痰不多且不黄，可伴有周身酸痛或头痛的感冒人群。此方对于患风热感冒者不宜服用，舌红、无苔、有裂纹者或高热者亦不宜服用。

葱汁止鼻血棉球

材料 新鲜小葱 1 根，卫生棉球 1 ~ 2 个。

做法 小葱切小段后捣碎，用棉球蘸取葱汁，浸透后塞入出血的鼻腔中，即可止血。

《本草纲目》等古籍中均记载葱汁有"止衄血"的作用，而用棉球蘸葱汁的止血方法则来自《新中医》李光远医师的文章。该法较为简便易行，可作为家庭的临时应急法，大家不妨一试。

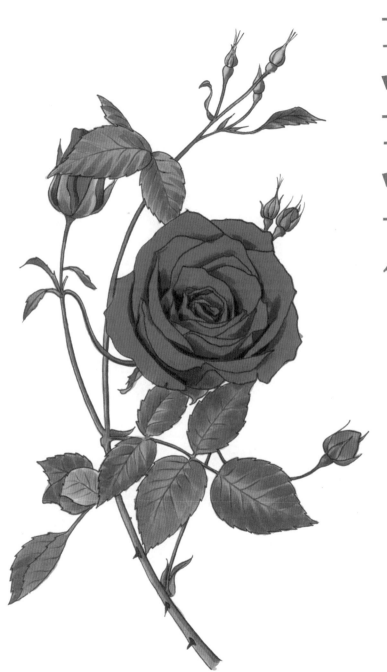

玫瑰花

花香四溢醒脾胃，
疏肝美颜把斑清

"玫瑰"一词看似兴起于现代，其实在我国古代早已开始使用，西汉辞赋家司马相如游梁时创作的《子虚赋》中记载："其石则赤玉玫瑰，琳瑉昆吾，瑊玏玄厉，碝石碔砆。"在早期，"玫瑰"指的是有花纹的玉珠、宝石之类，后来才变成了一种花的名字。中国人对于玫瑰花的解读也与西方不同，西方把玫瑰花看作是浪漫与爱情的象征，而中国人则形象地视之为"豪者"，并以"刺客"称之，这是由于玫瑰茎上布满锐刺，一不小心就会被扎破手指。

细解本草

女性都偏爱花朵，干玫瑰花因其味道芳香，已成为花茶界的宠儿。我国也早有以玫瑰花泡茶的记载，明朝顾元庆在《茶谱》一书中就对花茶窨制技术进行了记载："木樨、茉莉、玫瑰、蔷薇、兰蕙、桔花、栀子、木香、梅花皆可作茶。诸花开始摘其半合半放蕊之香气全者。量其茶叶多少，摘花为茶。花多则太香，而脱茶韵，花少则不香，而不尽美。三停茶而一停花始称。"玫瑰花茶的原料多选用红玫瑰，红色入血分、花气芳香，可以舒畅肝气，芳香还能够辟浊，故而可以醒脾开胃。因为玫瑰能够入血分，又有芳香走窜的特点，故可以宣通血脉中堵塞的部分。

本草功效

《本草纲目拾遗》中记载玫瑰花："有紫、白二种，紫者入血分，白者入气分。茎有刺，叶如月季而多锯齿，高者三四尺，其花色紫，入药用花瓣，勿见火。百草镜云，玫瑰花立夏前采含苞未放者，阴干用，忌见火。气香，性温，味甘微苦，入脾肝经，和血行血，理气治风痹。药性考云，玫瑰性温，行血破积，损伤瘀痛，浸酒饮益。"《本草正义》中记载："玫瑰花，香气最浓，清而不浊，和而不猛，柔肝醒胃，疏气活血，宣通窒滞而绝无辛温刚燥之弊，断推气分药之中、最有捷效而最为驯良者，芳香诸品，殆无其匹。"《随息居饮食谱》中记载玫瑰花："调中活血，舒郁结，辟秽，和肝，酿酒可消乳癖。"

花类与其他本草相比，性味温和，所以对于体弱者及老年人均适用。对于女性而言，玫瑰花最大的作用在于祛斑和调经，黄褐斑的形成一般与血虚痰瘀关系密切，玫瑰花能入血分，疏通经脉中的痰浊与瘀血，配合当归、灵芝、白芷及黄酒，于黄褐斑的消退有所帮助。调经方面，《医学传心录》病因赋中记载："女人经水不调皆是气逆，妇人心烦潮热多是郁生。"玫瑰花能顺气解郁，又能活血调经、消斑下行，月经前1周，用玫瑰花10朵泡茶饮用，可以达到通经、止痛的效果。需要注意的是，因玫瑰花有一定的活血通经的作用，孕妇最好避免使用。

活用本草

冰糖玫瑰燕窝炖雪梨

材料 红玫瑰 5 朵，雪梨 1 个，燕窝 1 盏，冰糖 5 克。

做法 将燕窝泡发（临睡前用清水去浸泡，放到冰箱里过夜，让燕窝充分地受水发大），挑毛（用一个干净的碗盛放燕窝，用镊子把肉眼可见、贴在燕窝上的细毛挑走，然后换一次水，再挑、再换水），将毛挑干净以后，沥干水分，用炖盅隔水文火炖约 30 分钟，切不可超过 40 分钟，而且绝对不可以用明火去煮燕窝，因为燕窝一旦煮过头，就会融化为水；将雪梨上 1/3 部分切去作为盖备用，用勺子将雪梨中间掏空，去芯留肉，把雪梨肉切丁放回掏空的梨碗中，再加入玫瑰花，矿泉水加至刚好没过材料，盖上雪梨盖，隔水蒸 20～25 分钟；向蒸好的梨盅内加入冰糖和一勺炖好的燕窝，再蒸 8～10 分钟即可食用。这道甜品可以润肤养颜。

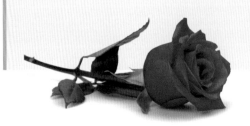

玫瑰灵芝四物酒

 材料 红玫瑰 15 克，灵芝 25 克，当归 25 克，熟地黄 15 克，生川芎 15 克，白芍 10 克，白芷 10 克，带皮生姜 20 克，黄糖 60 克，黄酒 800 毫升。

 做法 将上述本草充分洗净、晾干备用；取一干净玻璃容器，铺一层药材，再铺一层黄糖，反复叠加，最后倒入黄酒，密封后，置于低温、避光处浸泡 15～30 天为宜；每日饮用 50 毫升，宜加热饮用。

注意：不宜用白酒浸泡，饮用期间应避免饮用绿茶及咖啡。

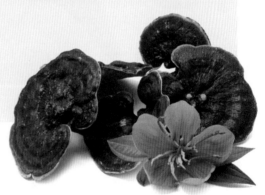

茉莉花

清香消积滞，淡雅解心忧

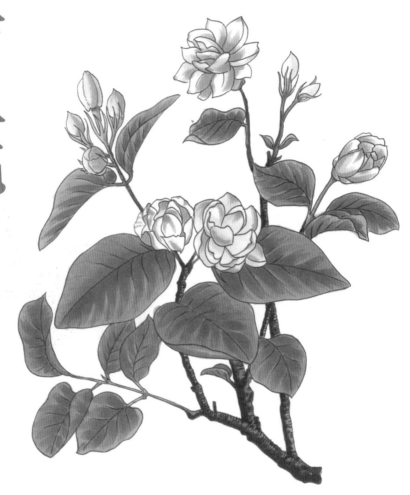

茉莉花原产于印度，大概是在汉代从亚洲的西南部传入我国，现广布于长江流域、珠江流域及江南一带，其香气具备了浓、清、远、久四大特点，有"人间第一香"的美誉，南宋刘克庄赞美它："一卉能熏一室香，炎天犹觉玉肌凉。"

茉莉花最常用于冲泡花茶，花茶属于香茶一属。北宋时期，在官方的主导下，香茶被进行了充分的收集及研究，当时的香茶是用龙脑香熏制上等绿茶而成。到了南宋，人们开始认为用香料熏茶会影响茶的本味，于是开始探索新的方法，一直到明朝便出现了"茶引花香，以益茶味"的制作方法，由此花茶开始兴旺发展。李时珍在《本草纲目》中提及了"茉莉可熏茶"的记载，证实明朝已有茉莉花茶的生产，彼时，茉莉花的产地以福建省福州地区为主。到清代，慈禧太后对茉莉花茶十分钟爱，福州茉莉花茶便成为贡茶之一。

细解本草

除此之外，北方人对茉莉花茶的偏好还与其饮食结构相关。与南方相比，北方进食肉类较多，而且分量大、口味重，容易内生痰浊积滞，阻碍脾胃运化，长久如此，则会使脾胃受到损伤。茉莉花气味清香，具有理气、和中、辟浊的功效，对于痰湿积滞中焦、气机失调所导致的胃脘部胀满疼痛、食欲缺乏效果颇佳，所以"老北京"习惯晨起喝茶，把茶喝透了，这一天才舒坦。老舍先生更是写道："有一杯好茶，我便能万物静观皆自得。"

苏轼在《望江南·登超然台作》中写道："休对故人思故国，且将新火试新茶。诗酒趁年华。"古人认为，酒辛香温燥，服之增人豪气；茶清香淡雅，饮之使人恬静；而且茉莉花性温，有升发肝气之效，所以对于心情不佳、肝气不舒引起的烦闷忧郁也有一定的调理作用。

本草功效

茉莉花味甘、辛，性温，归肝经、脾经、胃经，可用于湿浊内阻、胸胁不舒、泻痢腹痛、头晕头痛、目赤及疮毒等症。关于茉莉花的功效，《随息居饮食谱》中记载其能："和中下气，辟秽浊。治下痢腹痛。"《饮片新参》中记载其能："平肝解郁，理气止痛。"

北京人对茉莉花茶情有独钟，据闻当时北京一位叫陈古秋的茶商南下寻茶，将茉莉花茶带回北京，这种异香扑鼻的茶叶便迅速地在京都流行开来。北京人喜欢茉莉花茶是有原因的，茶是否好喝，主要看水质，北京的水质总体来说"偏硬"，在现代看来意味着水中所含的钙离子和镁离子较多，故水质偏涩、咸、苦。这样的水，就算配上再好的红茶、绿茶或乌龙茶，泡出来的茶也会香味大减、口感不佳，唯独茉莉花茶能很好地消除"水质偏硬"对茶的影响。

活用本草

　　茉莉花除了能与绿茶搭配制成茉莉花茶外，还可以根据个人需要，与其他本草搭配使用。如对于阳气不足、风气上扰导致的头晕、头痛，可以选择使用茉莉花与桂花搭配冲茶饮用；对于风热上扰导致的目赤肿痛，可以将茉莉花、金银花、野菊花组合使用；对于风热感冒，可用茉莉花搭配薄荷，以疏风解热；对于肺热咳嗽，可用茉莉花煮制豆腐汤，以清除肺热。茉莉花因具有通经作用，妊娠期间最好避免使用，此外，茉莉花药性偏温，对于热证，需要搭配清热、透热的药材合并使用。

茉莉豆腐汤

材料　新鲜茉莉花 30 克，豆腐 100 克，生姜 3 片，油、盐少许。

做法　茉莉花洗净，用冷水浸泡；豆腐切块备用。热锅下油，油温升高后，放入豆腐块，中小火慢煎，煎至豆腐两面黄色后转大火，向锅中加入冷水至没过豆腐，再把茉莉花及生姜片全部加入，调小火煮 15～20 分钟，加盐调味即可食用。

本品具有清肝明目、和中下气的作用，适合长期熬夜、嗜食辛辣的上班族食用。

茉莉枸杞鸡

 材料　新鲜茉莉花 5 克，枸杞子 15 克，乌鸡 1 只，生姜 3 片，盐少许。

 做法　乌鸡清除内脏，洗净备用；茉莉花用纱布包好，塞入乌鸡腹中后，将开口封好。将乌鸡、枸杞子、生姜一同放入砂锅中，加水没过乌鸡，炖制 2 小时，取出纱布包，加盐调味即可食用。

本品具有补益肝血的作用，特别适合于补血后容易出现上火症状的人群食用；因为茉莉花具有一定清热作用，同时还可以促进吸收，也适合于虚不受补的血虚人群食用。

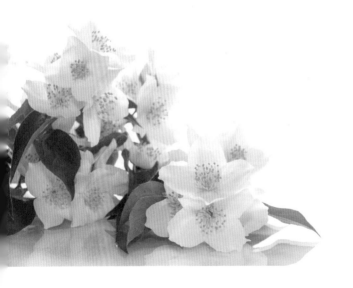

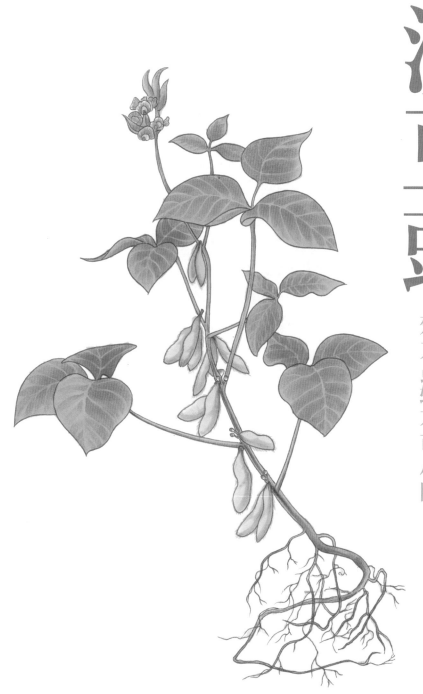

淡豆豉

透汗除烦的『小豆子』，
效力虽轻不可小瞧

　　一位中医教授曾讲过这样一个故事，他年轻时跟着一位有名的老中医抄方，这位老中医话不多，开的方药味也很少，但疗效却很好。有一次，来了一位患哮喘的小伙子，他原本非常健康，但在一年夏天，他走了很远的路，又热、又累、又渴，就对着水龙头灌了一肚子凉水，由此便得了喘病。老中医考虑了很久，就开了两味药——焦山栀15克、淡豆豉15克，包起来就像一个轻便的小茶包。小伙子看着手里的药包说："大夫，我找您看病不容易啊，您就给我开了这么一小包药，能行吗？"老先生说："你试试吧！"小伙子无可奈何地走了，下次再来时，老先生还是开了这两味药，从此便再没见小伙子回来复诊。

　　一年以后，这位中医教授偶然遇到那位患有哮喘的小伙子，小伙子告诉医师，他的病已经好了，那个"茶包"似的药方一开始吃似乎没效，但坚持一段时间后，胸闷、烦躁的症状就都消失了，咳喘的症状也好了。小伙子还把这个方子当成治哮喘的秘方介绍给其他人，但他们吃了却无效。于是，教授便向老中医请教这个案例，老中医解释说这位患者诉说当时自己又热又渴，喝了大量的凉水，于是把热邪积郁在胸中，郁热扰心就会烦，郁热扰肺就会喘，所以表面上看似是在治哮喘，其实是在祛除他胸中的郁热，但由于患者得病的时间比较久了，因此要服用一段时间才能见效。这个案例属于特殊情况，和其他人的哮喘不一样，所以其他哮喘患者吃了自然无效。

细解本草

简单来说，淡豆豉其实就是发酵后的黑豆，黑豆原本个头又大又重，"重者趋下"，治疗的方向以下行为主，在经过发酵后，豆子变得轻而疏松，而且气味也变得浓郁，便有了一定的上行发表之性。黑豆，色黑入肾，肾主水，因此它本身即有一定的利湿功效，而发酵后的豆豉依旧善于和"水"打交道，只是这种功能变成了"发汗"。尤其是对于汗出不畅而郁在胸中的情况，淡豆豉颇为合适。如开篇案例中的那位小伙子，他喝下的凉水如果都能化为汗，便不会郁于胸中而发病，因此医师才用上淡豆豉，帮他把原本就应该出透的汗再发一遍。平素烹调鱼类菜肴时，因生长在水中的鱼多偏湿、偏腥，厨师也喜欢在菜肴中加入淡豆豉，既能开胃，又能取淡豆豉透发水湿的特性。

本草功效

在这个案例中，老中医用的淡豆豉许多人都知道。淡豆豉，是用黑豆的成熟种子经蒸罨、加工、发酵制成的炮制品，《中药学》中记载其性辛、味苦，因炮制加工不同，可微寒或微温。一般来说，用青蒿和桑叶为辅料加工的淡豆豉，性偏凉，能够疏散表热，常用于治疗风热咽痛；用麻黄和苏叶为辅料加工的淡豆豉，性偏温，能够疏散表寒，常用于治疗风寒感冒头痛。以前，人们如果有点小着凉，若厨房里刚好有葱白和淡豆豉，便会做上一碗汤，喝完后出点汗病便好了。这个方子被记载在《肘后备急方》中，主要用于外感风寒、无汗且没有化热的情形，以发汗解表的作用为主，如果出现咽喉红肿热痛、痰黄黏、口干苦、烦躁及大便干等情形，就不能服用了。

活用本草

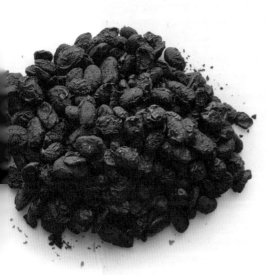

食用方面，淡豆豉也是很好的食材，淡豆豉以色泽黑褐、油润光亮、散籽成颗、香气浓郁、味鲜回甜且无霉烂者为佳。烹制时，应先用料酒将淡豆豉稀释后再与其他原料一同炒制，可起到增香、增鲜的作用。豆豉在保管时，应注意防霉、防污染，使用后应将淡豆豉置于冰箱中保鲜。

淡豆豉炒佛手瓜

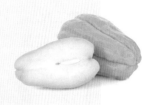

 材料　淡豆豉 50 克，佛手瓜 400 克，红辣椒 1 个，芝麻油、花生油、食盐、味精各适量。

 做法　将佛手瓜切成长 4 厘米、宽 2 厘米的块，用盐腌制约 10 分钟后，入沸水锅中略烫，捞出，控干水分；将淡豆豉洗净，沥干水分备用；红辣椒去蒂、去籽，切碎备用。锅中加入适量花生油，中火烧热后，放入红辣椒、淡豆豉，炒出香味，下入佛手瓜，略煸炒，依个人口味加入适量食盐、味精，并淋上少许芝麻油，炒匀即可装盘食用。

本品不拘于何种体质均可食用。对于易咽痛、口苦等人群，可减少辣椒的用量。

豆豉茄子

 材料　茄子 1～2 个，淡豆豉 30～50 克，盐 2 克，白砂糖 15 克，酱油 20 克，红辣椒 10 克，大蒜 20 克，小葱 1 根，姜 5 克，淀粉 200 毫升，植物油适量。

 做法　茄子洗净、削皮，切成小块，蘸取适量淀粉裹好备用；葱、姜、蒜切末，辣椒切小段；酱油中兑入少许清水，加入白砂糖和盐搅拌至融化。热锅加油，油热后加入茄子炸熟后捞出，将锅中的油倒出。锅中放入辣椒、豆豉和葱、姜、蒜末炒香，再加入之前炸好的茄子翻炒，再加入调好的酱油汁，翻炒均匀后便可装盘。

本品不拘于何种体质均可食用。

藕尖

鲜脆甘甜、升阳开胃的小菜

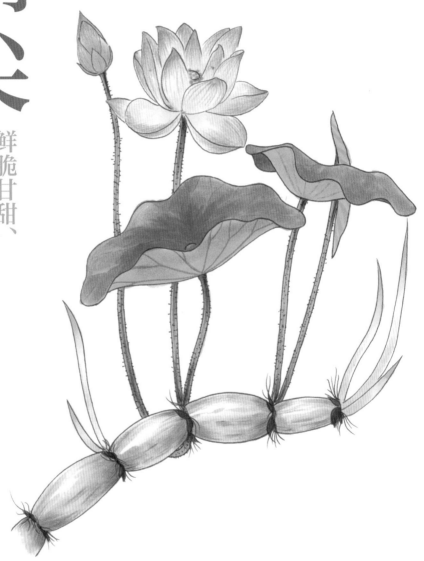

藕尖，也称"藕稍子"，统称"藕带"，是连接藕节和嫩荷叶的幼嫩根状茎。藕尖白嫩、含水量大，口感松脆，回味无穷。藕尖是名副其实的时令菜，只产于每年5~8月，一般在莲花盛开之时就可以采集。一旦过了这个时段，藕尖就会慢慢长成我们平时吃的莲藕，可谓藕尖与藕不可兼得。因为怕影响当年莲藕的收成，藕农一般都不愿意采藕尖去卖，因此藕尖的价格要比莲藕贵。据闻，当年陈友谅与朱元璋争霸天下之时，为补充军粮，陈友谅之妻便秘制了泡藕尖。朱元璋无意中缴获了几坛陈友谅军中的泡藕尖，惊叹其口感绝佳，登基后，钦定泡藕尖为皇家贡品。藕尖不仅味道好，药用价值也相当高，是很适合老幼妇孺及体弱多病者食用的滋补佳品。

细解本草

总结《本草纲目》《本草图经》及《食物本草》的记载，藕尖味甘、性平，无毒，古籍中称"生食，主霍乱后虚渴烦闷不能食，解酒食毒""解烦毒，下瘀血""功与藕同"。

本草功效

藕尖虽然功用与莲藕十分类似，但是由于生长时令、口感、采集和烹饪方式的不同，也存在着一定的差异。藕尖生长时节是春夏之交，它生长的方向是向上的，从水中而出，得阴之气，有阳之性，所以适合用于阳气下陷又阴分不足的情况。如急性胃肠炎就是阳气下陷的疾病，腹泻之后伤了阴分，因此出现虚渴、烦闷、不欲进食的症状，藕尖就可以用于应对这种情况。藕尖形态上与莲藕一样，具有孔道，所以能通血脉、破血瘀。同时，藕尖还含有一种具有独特清香的鞣质，这种清香也有开胃健食的作用，适合胃纳不佳、食欲缺乏的人群食用，可以增强食欲，具有化浊除湿、醒神开胃之功效。

活用本草

利用藕尖加工而成的开胃菜很受大众欢迎。但需要注意的是，藕尖不宜与大豆、猪肝、莴苣一同食用，食物之间的相互作用会影响人体对藕尖营养成分的吸收。

酸辣藕尖

 材料　藕尖 200 克，泡椒适量，小尖椒 2～3 个，大蒜 3 瓣，白糖、蚝油、生抽、盐、葱少许。

 做法　藕尖洗净，斜刀切成段；小尖椒、葱、蒜切碎备用。热锅下油，待油温升至 70～80 摄氏度时，加入小尖椒、蒜爆炒至出香味，再加入藕尖、泡椒翻炒 2～3 分钟，随后加入适量白糖、蚝油、生抽、盐进行调味，出锅前洒上葱花即可食用。

第二卷
暖如夏日

> 夏季有着充沛的阳光，虽然不能把阳光的这份"能量"直接吃进嘴里，但我们可以享用那些吸收了夏季阳热之气的温性食材。食用这样的食材，能够让人由内而外地温暖起来，就如同在体内点上一个小暖炉。

生姜

巧妇厨房必备，
暖胃止呕的妙药

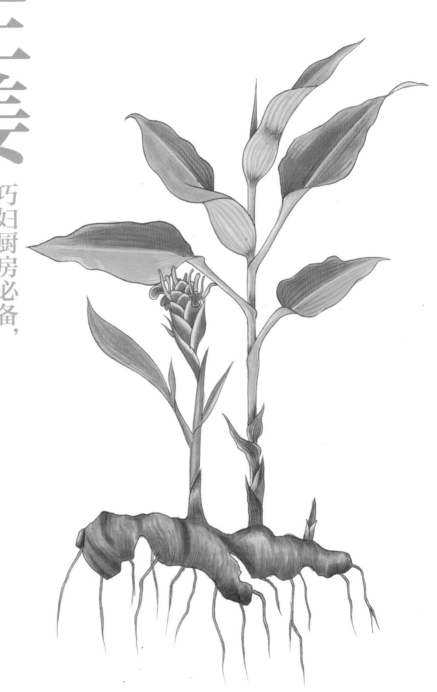

明代旅行家徐霞客，是古代最著名的"驴友"，他在每一次游历后都会详细地做游记。旅途之中难免缺医少药，因此徐霞客有一套应对小病的方法。在《徐霞客游记·楚游日记》中记录了他用生姜汤治疗风寒感冒的故事。他在一次旅途中因感受风寒而致病，自服姜汤而愈。文中是这么记载的："是晚，予病寒未痊……初五日早，令顾仆炊姜汤一大碗，重被袭衣覆之，汗大注，久之乃起，觉开爽矣。"

细解本草

生姜可以说在"药食同源"本草中最具代表性。生姜味辛性温，《神农本草经》中记载生姜的功效是"温中止血，出汗，逐风湿痹"，可见勤劳聪明的中国人民很早就用上"姜汤祛寒发汗"这个小妙招了。生姜的栽种历史也颇为久远，和其他作物不同，姜不适合种植于肥沃湿润的田地，反而需要干燥的沙地。古人细致地观察了姜的生长过程，见它在夏季中旬发芽，在漫长的夏季中逐日生长，待秋季凉意渐起才可收获，断定它必然吸收了较为充足的温热之气，因此其温性突出。姜内外皆黄，按色黄入脾胃的说法，它无疑能温脾胃而散寒气。更特别的是，姜作为植物的块根，根扎得并不深，且分支非常多，常常是一分二、二分四，一个头上可分支为多个小丫，可见姜不善于"直行"，倒是比较喜欢"横散"。姜本身的味道辛辣，再加上它有这种"横散"的特性，颇合于肺将津气外散于皮毛的特点，因此常用于风寒感冒，能够从脾至肺，将人体的寒邪外散祛除。

本草功效

生姜还有一个非常霸气的称谓——"呕家圣药"，对于因胃寒而引起的恶心、呕吐，用生姜最为适合。这个方法适用于易晕车的人，这类人群不妨在上车时含上一片生姜，或者吃一块姜糖，都有助于预防呕吐。对于因暴食冷饮或食用不洁食物而引起的突发呕吐，也可用生姜煮水或榨取少许姜汁服用。对于孕妇的妊娠反应，也可以在生姜上点少许白醋，含在口中，即可减轻妊娠反应。

民间关于姜有很多说法，如"朝含三片姜，不用开药方""冬吃萝卜夏吃姜，不劳医生开药方""冬有生姜，不怕风霜"等。很多人经常会问这样的问题："是不是要在早上才能吃姜，如果晚上吃姜就对身体不好呢？"任何流传下来的民俗习惯都有它的道理，比如"夜不食姜"，这是因为生姜辛热，偏于发散，夜间吃了生姜容易造成烦热、睡眠不佳。不过这个观点又当灵活看待，对于体质偏于虚寒、平素怕冷的人群来说，晚上是可以吃姜的，而对于一些出现口臭、口苦、燥热、便秘的人群来说，不要说晚上，就是早上也是不可过量食用生姜的。但如果食用生姜的量不大，如在烹调中放上几片，其实也并无大碍，不必拘泥于早晚。这条俗语的核心思想其实是，如果要用生姜进行养生，最适宜的服用时间是在早上而不是晚上。早起时人的气血正当出表发散，此时服用生姜符合人体的生理特点。

活用本草

因生姜性温，对于一些寒性的疾病，通过不同的食疗搭配，均可起到治疗作用，比如将生姜红糖水当茶饮用，对于胃寒、体虚、怕冷的人群就有保健作用。当今社会，人们所到之处都有空调设备，公交车、地铁、超市、百货商场……尤其在炎炎夏日，冷气肆虐，加之人们贪凉、喜冷，常喝冰冻饮品、冲冷水澡，久而久之，都会耗伤休内阳气，造成各种不适。在这种不健康的生活作息下，适当地使用暖胃散寒的生姜，不失为一种很好的养生之选。

姜汁撞奶

 材料　牛奶 250 毫升，姜汁 1 毫升，糖 1 茶匙。

 做法　先将姜汁放入碗中；牛奶中加入糖进行加热，但不可加热到牛奶滚起，将加热好的牛奶倒入盛放姜汁的碗中，搅匀，放置一段时间，牛奶便会自动凝结。

本品适用于各种体质。

素姜醋

 材料　姜 2500 克（以每年 10～12 月采收的姜为最好），黑豆 500 克，黑甜醋 1500 毫升，粗盐及油适量。

 做法　姜去皮切片，以粗盐腌制 1 小时，去除汁水，以免太辣；用清水冲洗姜片去除盐分。用炒锅，慢火将姜片炕干，再加入油爆香；用炒锅炕黑豆，去除豆腥味，然后清洗干净；把姜片及黑豆放入黑甜醋中，加热煮滚，再慢火煮 1 小时。吃时可下面筋。

本品适用于素食主义者，可作为产后调养品服用。

龙眼肉

适合劳心劳力、用脑过度的你，安神又养血

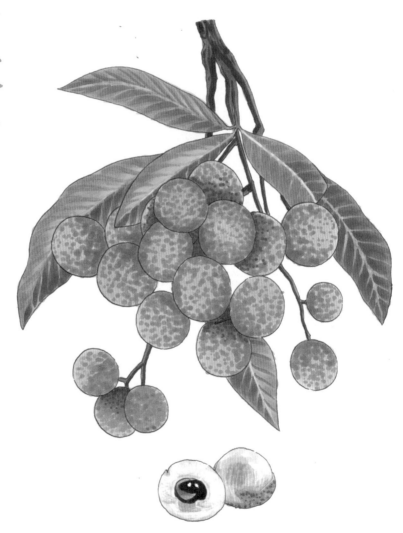

明代王象晋在《龙眼 其二》中鉴赏龙眼："何缘唤作荔枝奴，艳冶丰姿百果无。琬液醇和羞沆瀣，金丸玓瓅赛玑珠。好将姑射仙人产，供作瑶池王母需。应供荔丹称伯仲，况兼益智策勋殊。"龙眼有"果中珍品"之称，在我国已有2000多年的栽培历史。文化名人林语堂也有这样一件轶事，他在1915年与厦门富商之女廖翠凤结婚，按当地风俗，女方必须为他端上一碗象征着吉祥的龙眼茶，一般来说新郎只需轻轻抿一口就算完事了，但林语堂不但把茶喝光，就连龙眼也吃了下去，还嚼得津津有味。想必林语堂先生平时忙于案头工作、劳心劳神，得到补心安神且美味的龙眼，自然是要吃个精光。

细解本草

中医有一首著名的方剂叫归脾汤，可以用来治疗心脾两虚引起的失眠、健忘、心悸、疲劳等症状，其中一味药便是龙眼肉。龙眼的味道极为甘甜而醇厚，本身便有补益脾胃的功效。新鲜龙眼的果肉是晶莹洁白的，在晒干后又变为紫红色，故中医理论认为其可以补心血及益脾胃。在诸多补药中，龙眼的补益之性算不得强，但它来源于食材，性质平和，对于脾胃来说更易消化，因此在日常养生中的使用频率很高。

本草功效

　　龙眼别名桂圆、益智。"桂圆"这个名称从何而来呢？古时八月称为"桂月"，此乃桂花当令的时节，由于龙眼也是在八月成熟，果实圆润如珠，故美称为"桂圆"。《神农本草经》中记载桂圆肉"味甘，性平。主五脏邪气，安志厌食，久服强魂，聪明轻身不老，通神明。"用现代的话来说，就是具有补虚益智、补益心脾、养血安神的功效。民间用桂圆，更多的时候是说它能"补血"，尤其是对于因血虚而失眠、心悸的人，中医常常会开点甜甜的龙眼肉，让患者平时嚼着当零食吃。在《红楼梦》中，宝玉因为心神不定而出现"多梦"，因此下人便给他端上养血安神的桂圆汤。中医说"思则伤脾"，意思是过分地思虑容易伤及脾胃。这是因为脾胃需要有一定的"运动"才能运行顺畅，而在思考尤其是考虑纠结问题的时候，人体的气机是阻滞的，因此想得多、思想压力大的人常常会胃口不好、不想吃饭。同时，中医也有"思虑过度，暗耗心血"的说法，一方面多思多虑影响胃口，吸收的营养少了，气血的生成便也减少了；另一方面，"心主神"，一切思想活动都和"心"相关，高强度的思考也是很"费心"的，需要消耗一定的燃料，也就是"心血"，因此很多高级知识分子容易因为"心血虚"而出现失眠的情况。适量食用桂圆对于上述脑力劳动者有一定的益处。

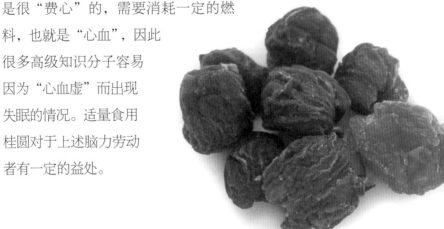

活用本草

龙眼以颗粒圆整、大而均匀、肉质厚者为佳。龙眼肉是用新鲜龙眼去核取果肉，经烘制而成，原本是一种偏暗的红褐色，但现在很多商家都将龙眼肉加工成黄色，使之看起来更美观、润泽，在选购时，应加以留意。

龙眼肉性温、偏补，对于阳热体质人群，食用后如出现口干、口苦、急躁易怒、大便干燥等症状应慎用。

桂圆莲子羹

 材料 龙眼肉（桂圆干）25 克，干莲子 25 克，大枣 4 枚（去核），鸡蛋 2 枚，白糖适量。

 做法 敲开蛋壳，将鸡蛋液倒入碗中，搅散备用；将桂圆干、干莲子、大枣、白糖放入锅中，加适量清水，煮约 50 分钟。趁汤汁滚烫，倒入蛋液中搅匀即可食用。

本品可养心、补血、安神，适用于用脑过度引起的失眠、心慌等人群。

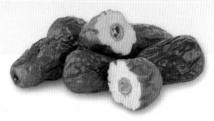

牛奶鸡蛋桂圆糊

 材料　牛奶 500 毫升，鸡蛋 2 个，桂圆干 100 克，红糖适量。

 做法　将桂圆干放入搅拌机中，加少量温开水打碎备用。牛奶倒入锅内煮沸，放入打碎的桂圆干，再煮 20 分钟，熄火，打入鸡蛋，拌匀，加入红糖调味即可食用。

本品可补心脾虚损，适合老人以及儿童食用。

桂圆南瓜浓汤

 材料　桂圆干 30 克，南瓜 1000 克，鲜奶 50 毫升，生粉水、盐、胡椒粉适量。

 做法　将南瓜去皮、去籽，切成小丁。汤锅加水烧开，放入南瓜丁。待南瓜丁煮软后，取出放入榨汁机打成糊状，再倒回汤锅内。用小火煮制，并加入鲜奶、桂圆干及适量的盐、胡椒粉，均匀搅拌。再加入适量生粉水，搅匀，使南瓜汤变得黏稠，即可熄火。

本品不拘泥何种体质均可服用。

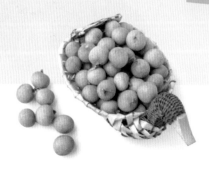

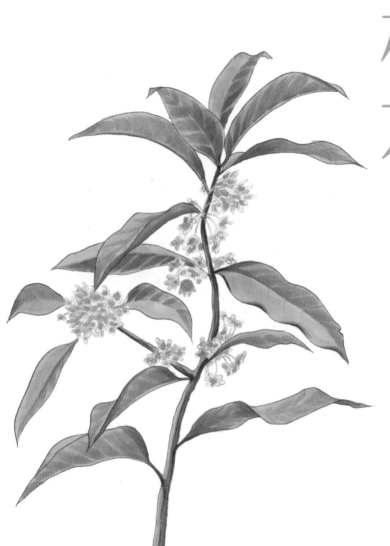

桂花

温运脾胃中土，

缓解胃肠寒痛

桂花，又名"仙树""花中月老"，清香绝尘，尤其在仲秋时节，夜静之时，桂花香气随着秋风飘荡空中，令人神清气爽。唐代诗人宋之问在《灵隐寺》中就留下了描述桂花的著名诗句："桂子月中落，天香云外飘。"

桂花用于治病是有典故的。传说在很久以前，咸宁曾发生过一场瘟疫，百姓死去了将近1/3，人们用了各种偏方都不见效果。当地有位叫吴刚的小伙子，由于母亲卧床不起，他便每天上山采药救母。一天，观音东游归来，正赶往西天过中秋佳节，路过当地时见小伙子在峭壁上采药，深受感动。晚上便托梦给他，说月宫中有一种叫木樨的树，也叫桂树，开着一种金黄色的小花，用它泡水喝，可以治这种瘟疫。八月十五那天，挂榜山上有座天梯可以上到月宫摘桂。八月正是桂花飘香的时节，吴刚顺着天梯爬上月宫，来到桂花树下，他拼命地摘，总想能多摘一点回去救母亲、救乡亲。可摘得太多他却抱不了，于是他想了一个办法，改为摇动桂花树，让桂花纷纷飘落，掉到了挂榜山下的河中。顿时，河面清香扑鼻，河水也被染成了金黄色，人们喝了这河水，疫病就全都好了。而吴刚却因此被罚在月宫伐桂，但此树随砍随合，总不能伐倒。千万年过去了，吴刚总是每日辛勤伐树，而那棵神奇的桂树却依然如故、生机勃勃，每临中秋，全天下的桂树开花，馨香四溢。这便是著名的"吴刚伐桂"的典故，而此后咸宁亦被誉为"中国桂花之乡"。

细解本草

桂花味辛、香，性温，归心经、脾经、肝经、胃经。桂花喜欢阳光充沛、气候温暖的地方，但是也非常耐寒、耐高温，可见桂花具有很强的吸收阳气、自我调节的能力，且此能力与土气相通。中医的土分为阴土与阳土，阴土主要是指脾，阳土主要是指胃与大肠，桂花通土气，药性偏温，故可以暖脾胃、散土中寒气而止痛。桂花的香气具备清浓相合的特点，清代表花香以清淡为主，浓代表花香传播力很强，在很远的地方都可以闻到桂花的香气，此特点可以起到醒胃、辟浊的作用。

本草功效

《本草汇言》中记载桂花："散冷气，消瘀血，止肠风血痢之药也……凡患阴寒冷气，痃疝奔豚，腹内一切诸冷病，蒸热布裹熨之。"《随息居饮食谱》也称桂花："辟臭，醒胃，化痰。"痰属于偏阴的邪气，而且性质黏稠，容易导致气滞血瘀，故有"百病皆由痰作祟"的说法。桂花可以温中化痰，通过其辛、香之气，推动被痰饮阻滞的气血，恢复经络的通畅。桂花除了花可以入药以外，其果实及根部均可入药，其果可以暖胃、平肝、散寒，多用于虚寒胃痛；其根可以祛风除湿、散寒，多用于风湿筋骨疼痛、腰痛。

活用本草

桂花药性偏温，对于温热、湿热的情况不宜使用。目前桂花分为四大品系：四季桂、丹桂、金桂、银桂，不同的品种在使用上亦有区别，一般四季桂、银桂多用于做桂花茶、糕点以及烹饪菜肴，金桂则多用于酿制桂花酒，丹桂则作为香料及观赏用。

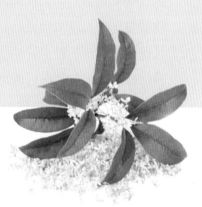

桂花冰糖蜜莲藕

 材料　莲藕 1 节，糯米 50 克，大枣 10 个，红糖 30 克，冰糖 30 克，干桂花 30～50 克。

 做法　糯米洗净，加水浸泡 3～4 小时，泡好后沥干备用；莲藕洗净去皮，莲藕从粗的一端约两个横指处切开，切出来的藕段留着备用；把浸泡好的糯米用筷子填入各个藕孔，让糯米塞实藕孔，然后把刚才切下来的藕段当作盖子，放回原处，用牙签固定住。将藕放入高压锅，加入水超过藕身 2 个手指节，盖上高压锅，大火煮开，中小火焖煮 30～40 分钟；开锅后把大枣、红糖、冰糖、桂花均加入其中，再盖上盖子，大火上气后煮 25 分钟关火，让高压锅静置，放气后开锅，用中火收汁，如藕身露出汤汁，要用汤勺不停舀汤汁浇到藕身上；收汁至浓稠后关火，将藕捞出，放凉后切片、上盘，食用时淋上汤汁。

此食疗具有温中暖胃、散寒止痛的功效。糖尿病患者不宜食用。

桂花酒

 材料 新鲜金桂 50 克，冰糖粉 50 克，35 度以上的高粱酒 500 毫升。

 做法 将桂花洗至无泥沙，放置阴凉通风处阴干；将桂花、冰糖粉放入密封罐中，搅拌均匀，盖上盖子，放到干爽、阴凉处发酵 2～3 天；倒入高粱酒，加盖密封 3 个月即可饮用。

此酒具有开胃醒神、健脾补虚的功效。糖尿病患者不宜服。

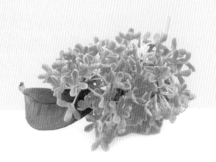

韭菜

春初早韭男人宝，
补肾壮阳起阳草

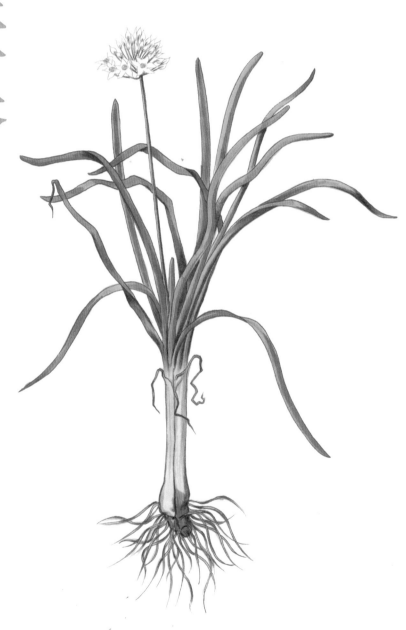

春寒料峭的时候，菜市场一拨拨属于春天的美食陆续登场，其中有一款春菜得到唐代大诗人杜甫的青睐，他曾作诗曰："夜雨剪春韭，新炊间黄粱。"此即韭菜。韭菜又名起阳草、壮阳菜，民间有"男不离韭，女不离藕"的说法。为何有如此特别的说法呢？

细解本草

韭菜，性温，味辛、甘，《本草拾遗》中记载："温中，下气，补虚，调和腑脏，令人能食，益阳，止泄白脓、腹冷痛，并煮食之。叶及根生捣绞汁服，解药毒，疗狂狗咬人欲发者；亦杀诸蛇、虺、蝎、恶虫毒。"《随息居饮食谱》中记载："暖胃补肾，下气调营。主胸腹腰膝诸疼，治噎膈、经、产诸证。理打扑伤损，疗蛇狗虫伤。"《本草便读》中记载："熟食性味甘温，助肝肾元阳，补中寓散；生汁却专辛热，治血瘀噎膈，脘内留邪。根须通络行瘀，下行降浊；韭子固精暖肾，治带疗淋。"

韭菜有"春香、夏辣、秋辛、冬甜"的特点，农历二月初春时节的韭菜最香，最适宜食用。春天是肝气升发的季节，而这个季节又是冷暖不一，尤其春寒料峭之时，肝气的升发过程会被寒气所阻挡，容易出现肝郁不畅的表现，如郁郁寡欢、心中恼火、胃胀嗳气、腹痛不适等，韭菜因其性温，入肝经、肾经，最适宜温暖肝木之气，肝木得韭菜给予的温度，就可以冲破被寒气所阻挡的道路，与大自然的春生之气相沟通，因此春季以养肝为先，春吃韭菜最为适宜。

本草功效

韭菜既能补肝肾的元阳，同时还具有一定的温通作用，因此"补中寓散"，能够把阳气引送到肝肾的经脉上，温养经脉。因为肝经的走行是绕生殖器而上行，肾又具有主生殖的作用，因此韭菜对于治疗阳痿有一定的帮助，而有"起阳草"的别名。男子以阳气为主，女子以阴血为主，韭菜养阳，莲藕补血，于是便有了"男不离韭，女不离藕"的说法，这也肯定了韭菜在日常食疗中的作用。

韭菜在熟食与榨汁饮用的功效方面亦有区别，煮熟的韭菜味道偏甘，以补为主，榨汁饮用则味道偏辛，有一股浓烈的菜腥味，较难入口，一般不用于进补，而是用于治疗因为瘀血导致的吞咽不畅。此外，韭菜籽也具有温补肝肾、壮阳固精的作用，补阳作用更胜于韭菜，常用于治疗阳痿遗精、腰膝酸软等症状。古人认为韭菜具有增强性欲的作用，是"五辛之一"，在传统的佛教饮食中被列入禁止食用的行列。

活用本草

　　韭菜偏温，因此在历代论述韭菜的本草书籍中，均注明此本草的使用禁忌，譬如《神农本草经疏》中记载："胃气虚而有热者勿服。"《本草求真》中记载："但火甚阴虚，用之为最忌。"

韭菜炒肉丝

材料 韭菜 300 克，里脊肉 200 克，冬笋 1 根，灯笼椒 1 个，料酒 10 克，蚝油 10 克，生抽、生粉、白糖、盐、鸡精少许，适量食用油。

做法 韭菜洗净，切成寸段；冬笋取笋尖切成细条，灯笼椒切成细条，备用；里脊肉切成丝，加入生抽、料酒、盐、蚝油、白糖、生粉抓匀腌渍 30 分钟；热锅冷油，肉丝滑炒至变色后盛起；锅内重新加油，油量要足，油温升高至冒烟后，放入冬笋、灯笼椒迅速煸炒，然后依次加入里脊丝、韭菜快速翻炒均匀，最后加适量糖、盐、蚝油、鸡精调味即可出锅。

本品不适宜于高尿酸血症患者或是湿热体质的人群食用。

韭菜油拌河粉

材料 韭菜 400 克，河粉 500 克，蒜末、生抽适量，花生油 500 克。

韭菜油制作：韭菜洗净、去除发黄部分，切大段，沥干水备用；锅内倒油，烧至 7 成热后，把韭菜倒入，调小火，慢熬，每 5 分钟搅拌一下韭菜，以避免韭菜粘锅；待熬至韭菜变黑后，熄火，将油中的韭菜捞出来丢弃，再将韭菜油倒入容器即可。

本品不适宜于高尿酸血症患者或是湿热体质的人群食用。

做法 河粉蒸熟，根据个人口味加入蒜末、生抽及韭菜油，拌匀即可食用。

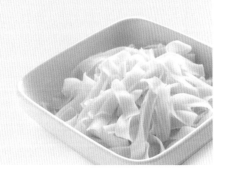

客家娘酒

散寒湿、养脾胃、益肝胆的客家特产

客家娘酒是黄酒中的一个品种，它的制作工艺相对简单，在岭南客家人居住的地区，家家户户都会酿。酿酒是客家女人的拿手本领，在过去的客家山村中，女人们都有自己的酿酒秘方，能酿制出一坛好酒是客家女人的骄傲，会让亲友邻里称道、羡慕。过年、婚庆等大型庆祝日子里，客家人招待贵客的风俗就是盛上一壶自家酿制的米酒。米酒的品质因糯米品质、制作工艺、酒饼和天气以及存放条件等因素不同会有所区别。秋季白露刚过之时，是酿造老酒的最佳时机。将糯米洗净、浸泡、沥水、蒸制、淋水、放酒曲、发酵、放水，再经过 3～4 个月的酒化发酵，最后取酒煮开沉淀即成。影响客家娘酒品质的因素较多，包括糯米和酒曲的选择、蒸制的时间、火候的把握、温度、酿酒的环境和水质、放水比例和取酒时机的把控，这些技巧都需要一辈辈言传身教。

结合《本草纲目》《本草拾遗》《饮膳正要》《长沙药解》中对黄酒的认识，此品性温，味甘、辛，具有通血脉、行气活血、散水湿、润皮肤、厚肠胃、养脾、益肝胆的作用。

细解本草

客家娘酒作用颇多，其核心还是在于散寒湿、养脾胃、益肝胆，以达到行气血的目的。酒类均有辛、温之性，对于肝胆而言，辛温可以帮助升肝温胆，对于肝气郁结夹有胆气虚寒的失眠，特别有效。甘温可以养脾胃，酒有辛味，辛甘合味就能化生阳气，辛味就像一把火，甘味就像油田，火点燃了油田，就会产生巨大的热量，对于人体来说就能鼓动气血运行、温散寒湿。

本草功效

客家娘酒的酿酒技术源自中原地区，随着南迁，客家人成为成熟酿酒技术的传承者。以往为了躲避战乱，客家人隐居住群山之中，自然条件恶劣，劳动强度大，寒湿较盛，无论是御寒还是解乏都非常需要酒。客家娘酒为黄酒之一，黄酒的御寒效果在众种酒类中为最佳。客家娘酒用糯米酿造而成，故含糖量较其他黄酒要高，而在制作过程中，"炙烤"是客家娘酒与其他黄酒的区别。"炙烤"就是在坛子四周围上谷糠或者木屑等，阴火炙烤1天，把酒煮沸，既灭菌又能让黄酒的口感更醇香，炙烤需24小时以上，客家娘酒的风味都是用火炙出来的，经过"炙烤"的客家娘酒不仅可以暖胃，还能增强祛寒湿的作用。所以，客家娘酒具备"天地之和，高下之宜，故能至完；伐取得时，故能至坚"的特性。

活用本草

客家娘酒除了饮用、药用外，还可以制作美食。客家人做家禽、家畜时都要放酒，烹制山上的野味、河里的鱼虾也都要放酒。客家连城以涮酒闻名，涮酒的品种从普通的猪肝小肠到九门头（即牛身上的9个不同部位）、从小母鸡到红菇兔、从田鸡到鳝鱼、从鲫鱼到猪肉等均有。至于酒糟制成的酒糟鱼、酒糟鸡、酒糟鸭、酒糟腌菜，味道更是诱人。过去，在青黄不接的季节，藏糟菜是一年四季常备的美味佳肴。

需要注意的是黄酒一般是温饮，以烫热后饮用较常见，建议加热温度不超过 40 摄氏度，最佳饮用温度为 20～30 摄氏度。温饮黄酒可以达到和中的目的。一方面，由于黄酒中所含的脂类芳香物随温度升高而蒸腾，可增添黄酒的香气；另一方面，黄酒中含有极微量的甲醇、醛、醚类等有机化合物，会对人体会有一定的影响，在黄酒烫热的过程中，有害物质会随着温度升高而挥发，从而可减少这些物质的残留量。

牛肉涮娘酒

材料

客家娘酒 250～500 毫升，五指毛桃 20 克，香藤根 30 克，鸭脚草 20 克，牛肉片 250 克，油、淀粉、生姜、葱、蒜、盐少许。

做法

牛肉片用淀粉、油、盐腌制 30 分钟备用；姜、葱、蒜放入捣盅加捣成泥，备用；五指毛桃、香藤根、鸭脚草放入锅中，加水超过材料 3 厘米，大火煮开，调文火煮 20～30 分钟后把材料捞出。倒入客家娘酒，大火煮至沸腾后，加入适量油，再加入牛肉，大火煮 3 分钟或待牛肉变色后，即可捞出牛肉，与葱、姜、蒜泥拌匀后即可食用。涮过牛肉的米酒汤加盐调味后即可饮用。

本品可以益气补血、健脾化湿。

客家娘酒鸡

材料 走地鸡 1 只，客家娘酒 300 毫升，生姜 10 片，大枣 15 克，枸杞子 5 克，盐、油适量。

做法 走地鸡洗净，切成小块，用少许盐、5 片姜、10 毫升客家娘酒腌制 30 分钟。

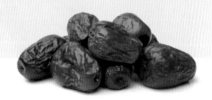

本品可以益气补血、暖宫止痛。

热锅，倒入少许的油，把剩下的姜片放进去煸香，再把腌好的鸡放入锅中，炒至金黄。将客家娘酒倒入锅中，再加少许水至没过鸡块，把枸杞子、大枣也放入锅中，盖上盖子，大火烧开，转小火，焖大约 10 分钟后即可食用。

栗子

腰酸腿软缺肾气，栗子稀饭赛补剂

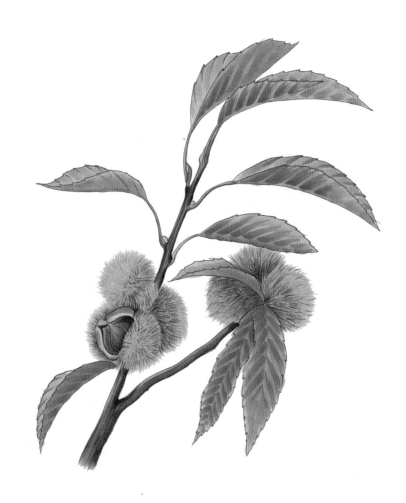

　　每到秋冬时节，寒风萧瑟，总有一种香味会飘荡在大街小巷中，这便是糖炒栗子独有的香味。做糖炒栗子需要一口大锅，锅中铺满沙子后加上糖，使沙结成小粒，将褐色的栗子倒入锅中翻炒，白烟渺渺，栗香诱人。栗子壳脆、肉甜，在寒冷的秋冬季节，趁着下班途中吃上几颗，既能充饥，又能暖身。栗子自古以来就是补肾佳品，民间也有"腰酸、腿软、缺肾气，栗子稀饭赛补剂"的俗语。并且栗子和桃、杏、李、枣并称为"五果"，并有"干果之王"的美誉。

细解本草

栗子的外壳坚硬，色黑或红黑，其下是黄色的果实，中医认为"色黑入肾，色黄入脾"，故可以入肾和脾胃。栗子树的根扎得非常深，根系极其发达，萌发力强，所以栗子可以"深入"人体下部，以治疗腰酸、腿软，可以补肾气而恢复生命的动力。

本草功效

栗子性温、味甘，能养胃健脾、补肾强筋。《名医别录》中记载："主益气，厚肠胃，补肾气，令人耐饥。"《本草纲目》中记载："栗能通肾……治肾虚腰脚无力。"《玉楸药解》中记载栗子："补中助气，充虚益馁，培土实脾，诸物莫逮。但多食则气滞难消，少啖则气达易克耳。"

活用本草

栗子的烹饪工艺及进食方式影响着它的作用，《经验方》中记载："盖风干之栗，胜于日曝，而火煨油炒，胜于煮蒸，仍须细嚼，连液吞咽，则有益，若顿食至饱，反致伤脾矣。"栗子生吃难以消化，熟食又易生滞气，不建议一次多吃。苏东坡的弟弟苏辙曾写诗称颂栗子的食疗功效："老去日添腰脚病，山翁服栗旧传方。……客来为说晨兴晚，三咽徐收白玉浆。"吃栗子应少量、细嚼，连液吞咽，能起到补益的作用。

栗子煲乌鸡

材料 乌鸡 1 只，栗子 300 克，蜜枣 10 枚，枸杞子 10 克，生姜 1 小块，盐适量。

做法 乌鸡洗净、切块，飞水后待用；生姜切片。砂锅中放入半锅热水，放入乌鸡、姜片、枸杞子、蜜枣，大火烧开后转小火炖；炖半小时后放入栗子，再炖45 分钟，最后加盐调味即可食用。

栗子焖羊肉

材料 羊腿肉 250～500 克，去壳栗子 30 克，胡萝卜 1 根，马蹄（去皮）5～6 个，料酒半杯，生姜 1 大块切片，油、盐适量。

做法 将羊腿肉洗净、切块；胡萝卜切块备用；热锅下油，待油温升高后加入生姜片爆炒一下，再放入羊腿肉，快速翻炒至肉色转变，加入料酒继续翻炒；肉香大出时，把栗子、胡萝卜块、马蹄放入锅内，加水没过所有食材，大火煮开后，转小火慢炖；小火慢炖 1～2 小时，加入盐调味即可食用。

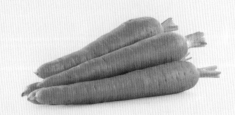

栗子烧鸡

 材料 鸡大腿3个，去壳栗子50克，葱2根，生姜5片，料酒半杯，酱油1~2勺，盐、白糖、油适量。

 做法 葱切段；去壳栗子入锅水煮5分钟，捞出；热锅放油，加入栗子炒至表面变色后捞出备用。锅中留油，加入葱、姜爆香，然后倒入鸡块翻炒，直至鸡块表面微黄；加入料酒、酱油、白糖、栗子，加水没过食材，大火烧开后转小火慢炖，煮20~30分钟；最后大火收汁，放入葱段即可食用。

栗子大米粥

 材料 去壳栗子15个，大米100克，水、盐适量。

 做法 去壳栗子入锅水煮5分钟，用搅拌机打碎备用；大米淘洗干净后放入清水里泡30分钟，再加入适量清水，大火煮开后转小火煮约25分钟；然后把打碎的栗子倒入，再加水调至成喜欢的稠度，大火煮10~15分钟，加盐调味即可食用。

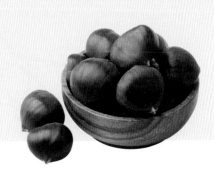

艾叶

千年养生，暖宫佳品

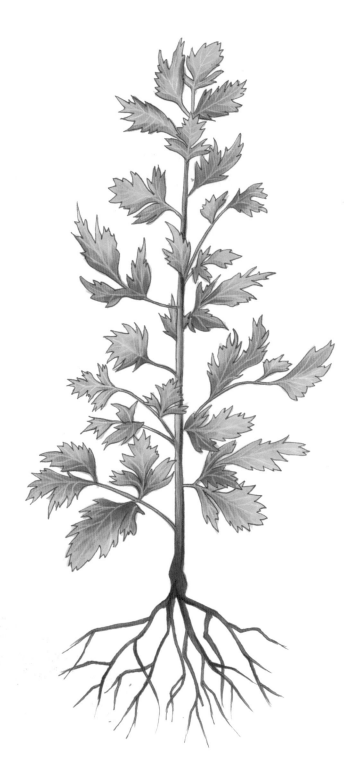

先秦诗人诗经在《采葛》中记载："彼采艾兮，一日不见，如三年岁兮。"孟子云："犹七年之病，求三年之艾也。"王安石《字说》中记载："艾可乂疾，久而弥善，故字从乂。"意思是"艾"有消除疾病的意思，故得此名。中医很早便开始将艾叶用于外治法中，而使用艾叶最为有名的是一位岭南的女医师——葛洪的妻子鲍姑。鲍姑是河南陈留县人，她跟随着丈夫葛洪在广东罗浮山炼丹行医，其足迹遍及广州、惠阳、博罗等地。她常用采自越秀山脚下的红脚艾制成艾绒，用火点燃，在女子的脸上熏灼，以治疗脸上的"赘瘤"。《鲍姑祠记》中记载："鲍姑用越岗天产之艾，以灸人身赘瘤，一灼即消除无有，历年久而所惠多。"由于鲍姑深受群众爱戴，至今广州越秀山麓三元宫里，还设有鲍姑殿和塑像，而艾灸现今更是传遍了大江南北。艾灸的原料艾叶，本身就可入汤剂，也可做菜肴食用的一味本草。

细解本草

《名医别录》中记载艾叶："味苦，微温，无毒。主灸百病，可作煎，止下痢，吐血，下部䘌疮，妇人漏血，利阴气，生肌肉，辟风寒，使人有子。"以往的老百姓都知道艾叶是个宝贝，不仅会在门前屋后种植它，还会做成艾条储备以应不时之需。艾叶一般需在夏季最为炎热时收采，它的气味浓烈辛香，有温阳的作用。艾叶的味道以苦为主，苦味之物多有下行之性，因此艾叶能"深入"人体内部，可由里到外剔除体内的寒邪。艾叶尤能入血分，因此可治疗多种妇科疾病。艾叶的温性可以散寒，苦味可以"燥湿"，因此用于体内有寒湿不化的情况最为合适。

本草功效

民间有些老人说艾叶有"暖宫"的作用，中医将妇人的子宫称为"血室"，意思是这个部位为血液所充盈。如果人体被寒湿所困，"血遇寒则凝"，就像水在寒冷的情况下会结成冰块一样，血液受寒也容易凝固形成瘀血，出现痛经、血块多、手足不温等情况，此时正适宜用上艾叶。中医古籍中说它："善用于温中逐冷除湿，行血中之气、气中之滞。凡妇人血气寒滞者，最宜用之。"

正因艾叶味苦善于"入里"，因此可以深入血分的层面而温阳散寒，对于女性来说十分友好。很多人在家里种了艾叶，在女孩月经来潮时，会在经前或经期给她们煮艾叶汤喝，这样便很少因为血寒而出现痛经的情况。南方地区的妇女坐月子时，家里人也会用艾叶煮水给产妇洗澡，同样也是取它温经暖血的功效，有助于预防产后血虚而导致的受寒。

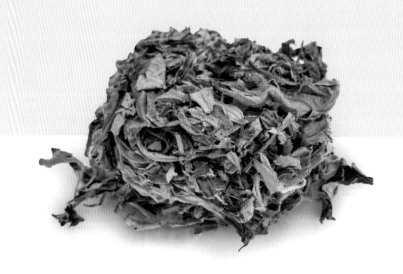

活用本草

艾叶因其为纯阳之品，对于非寒湿导致的痛症、血症，用之反而有害，所以李时珍有言："夫药以治病，中病则止。若素有虚寒痼冷，妇人湿郁带漏之人，以艾和归、附诸药治其病，夫何不可？而乃妄意求嗣，服艾不辍，助以辛热，药性久偏，致使火燥，是谁之咎欤，于艾何尤？"意思是艾叶虽然有温经暖血的功效，但它并不补血，还有点儿温燥伤血，因此如果是仅有血虚而没有寒湿的人，用艾灸是不适合的。很多人在艾灸后很容易"上火"，就是因为本身阴血不足，耐受不了艾的"温性"。这需要同时配合补血养血药调理，或者是减少艾灸的频率和次数。也有些人过于偏信所谓"宫寒不孕"的说法，天天大量艾灸以求怀孕，其实这样的艾灸方法绝非人人均宜，需要辨证看待。

艾叶种类繁多，但是可以粗略分为食用艾和药用艾两类。一般入汤剂的药艾多为端午前后采摘，将艾叶晒干使用，此时药用价值最大。平时艾灸使用的艾绒是在 12 月份采摘的，正当艾籽成熟、艾叶枯萎的时候，用手一捏便成绒，是艾灸的好材料。食用艾多采于清明前后，这时的艾叶最为鲜嫩，苦味最少，可以晒干后存用，也可以用于做艾叶糍粑、艾叶汤圆、艾叶面条、艾叶煎蛋。

艾叶绒炖乌鸡

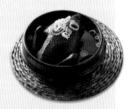

材料　艾草绒 50 克，客家娘酒 50～100 毫升，乌鸡 1 只，生姜 1 块，盐适量。

做法　将乌鸡洗净、切小块，飞水后备用；生姜切片。将鸡块用 5 片生姜、1 勺客家娘酒腌制 10～15 分钟后，与艾草绒、剩余的客家娘酒倒入砂锅中，加水没过鸡块，大火烧开，用勺子撇去表面浮沫，转小火慢炖 2～3 小时；炖好的鸡汤放置降温至 90 摄氏度，加入盐调味即可食用。

此汤适合血虚寒凝导致的痛经以及月经不调的女性人群食用。

艾叶鲮鱼饼

材料　鲜艾叶 50 克，鲮鱼泥 500 克，香葱 10～20 克，芫荽（俗称香菜）30～50 克，盐、胡椒粉、鸡精适量。

做法　鲜艾叶、芫荽、香葱洗净、切碎备用。鲮鱼泥中加入切碎的艾叶、香葱、芫荽，同时加入盐、胡椒粉及鸡精，最后加入少量清水，搅拌均匀，最后加入食用油急性搅拌起胶；平底锅烧热、下油，手用清水沾湿，抓一团鱼泥，搓圆再按扁，下锅煎至两面金黄即可食用。

第三卷
四季助脾

除了日常所说的四季外，许多中医典籍中还会提到一个特殊的季节——长夏。它介于夏季与秋季之间，是一年中最为潮湿的时段，人体也常易于此时感受"湿邪"。中医谓"脾主湿"，意味着想要调节人体的"湿度"，常先从脾胃入手。因此，在本卷所述的食材中，有给脾胃"助力"的"补脾虚"类、减少水湿的"祛湿邪"类，以及身兼两用的"健脾化湿"类。这些食材也不仅仅用于长夏这个特殊的季节，毕竟"外湿"或局限于一时，而因饮食不当所生的"内湿"随时可见，因此四季皆需"化湿助脾"。

补脾虚

五指毛桃

一方水土养一方人，适合南方人吃的『南芪』

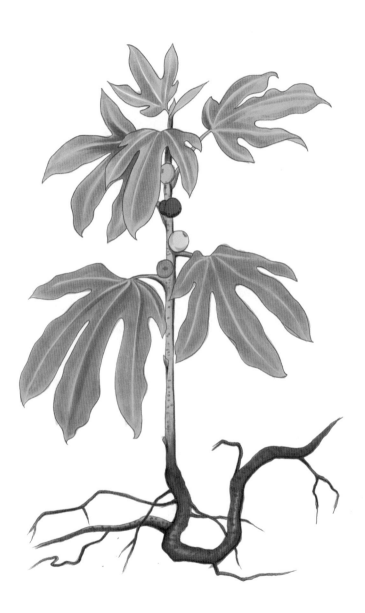

中国地域辽阔，南北地区的气候及地理环境相差很大，因此居住在不同地区的居民体质也不同。南方尤其是岭南地域长年气候炎热，因此当地居民腠理疏松，容易里气外泄，脾胃功能也相对较差。正是因为上述原因，所以南方人多注意调理身体，定期进补，尤其注重"补脾胃"。说到"补脾胃"的药，老百姓最常用的就是黄芪。由于黄芪的产区主要在北方，民间常常把黄芪叫作"北芪"。黄芪虽好，很多南方人食用却不是很耐受，常会有过于"燥热"的感觉。因此当地人找到了更为适合自己体质的"南芪"，也就是五指毛桃。

细解本草

五指毛桃又名五爪龙，味甘、淡，性平，它是长在山林的一种小树，叶子长得像张开的 5 根手指，因此而得名。它并不属于桃树，只是因为果实长得像毛茸茸的桃子，因此叫"毛桃"。五指毛桃还有另一个名字叫"牛奶木"，这是因为它根部的汁液是白色的，像牛奶一样，这种汁液还带着一种椰汁的清香，因此用五指毛桃根煲汤非常好喝。在中医理论中，味甘之物有补脾功效，再加上它自带清香，"香可醒脾"，既能给脾胃补充"动力"，又能带动它们"跑起来"，因此便具有益气健脾的作用。

本草功效

为什么南方人吃北芪容易"上火"呢？这是因为，南方是"阳之所盛处也"，气候温热，饮食稍偏辛热些便容易"助火"，所以补气药也必须要"清淡"一点，才容易被脾胃偏弱的南方人所接受。五指毛桃虽然具有黄芪的甘温之性，香气却不像它那么浓烈，而且它原生植物的汁液也更为丰富，没有北芪那么"燥热"，因此气虚又易上火的人也能耐受。居于岭南的国医大师邓铁涛就挺喜欢这味本地草药，他说："五爪龙一味，粤人呼之'南芪'，该药具北芪之功而性缓，补而不燥。"

不仅是中医会用五指毛桃根入药，很多少数民族也把五指毛桃作为一味常用的保健药材，认为它能益气固表、健脾胃。五指毛桃尤其适合体虚而奶水不够充足的哺乳妈妈，对于体质虚弱、容易感冒的老人和小孩也有好处，既好吃、不上火，又滋补、不滋腻。

活用本草

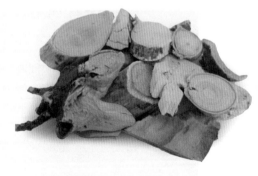

因为五指毛桃入药取的是根部，因此要适当炖久一些好煮透。这里也提醒一下各位读者，不要随意相信所谓的"野生五指毛桃"或到野外采挖，既往曾发生因辨识不清而中毒的事件。同时，这种采挖也容易破坏它们的生态环境，请到正规的药店购买。

五指毛桃炖鸡汤

 材料 新鲜鸡肉500克，五指毛桃15～30克，蜜枣4枚，精盐少许。

 做法 鸡肉洗净、去皮，斩块备用，怕有腥味可以先用数片生姜煮水然后将鸡肉焯一遍。五指毛桃切小段，和蜜枣、鸡肉一起放入砂锅内，加入适量水，大火煮开后转小火慢煲，煮大概1小时后关火，加盐少许调味即可食用，以饮汤食肉为主。也可以用整鸡，去除内脏，取五指毛桃折成小段后塞入鸡腹，炖熟后再将五指毛桃取出，食用鸡肉、喝鸡汤，味道也十分鲜美。

本品适合产妇或体质虚寒的老人食用。

五指毛桃猪骨汤

 材料 猪脊骨500克，五指毛桃30克，生姜数片，精盐少许。

 做法 猪脊骨斩块，洗净去血水，氽水后捞起备用。锅中放入姜片，加水烧开后加入五指毛桃和猪骨，大火煮开后，转小火炖煮1小时，最后加少许盐调味即可食用。

五指毛桃在某些地区被当作祛风湿的本草，因此体力劳动多而有风湿骨痛的人喜煮此汤，能补充气力和益筋骨。客家妇女产后用于增加奶水时亦常用猪蹄代替猪骨，如果是产后要配合化瘀血的，还可以加入藕节。

五指毛桃薏苡仁冬瓜汤

材料 五指毛桃 30 克，薏苡仁 30 克，冬瓜 50 克，蜜枣数枚，精盐少许。

做法 将上述材料洗净，冬瓜切块备用。先将五指毛桃和薏苡仁放入锅中，加水炖煮半小时，然后加入冬瓜和蜜枣，继续煮 1 小时后关火，最后加入少许盐调味即可食用。

这道汤的搭配偏于益气化湿，冬瓜还有利水作用，适合体质偏弱又有水湿者食用。

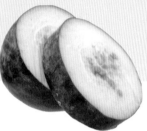

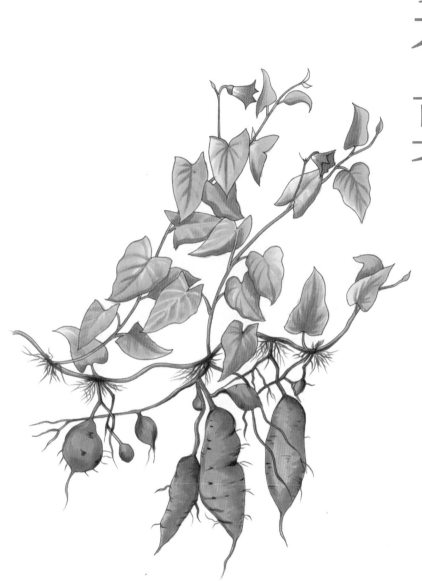

番薯

『健康减肥』应选它，

通便又健脾

福建当地有这样一首颇富民趣的歌谣："平番女将唐赛英，兵困台湾粮草缺。杀马充饥安军心……天赐番薯救万兵。"讲的是唐朝有个女将叫唐赛英，她带兵平番，这里所说的"番"就是台湾，结果被困无粮，士兵们因为饥饿就去挖草根充饥，结果发现了一些长长圆圆的东西，不知道能不能吃，唐赛英用刀切开后，发现根肉白腻，咬一口还甜丝丝，欣喜若狂的士兵们于是挖了很多这种"草根"来吃，饱食后，一鼓作气杀出重围、得胜回朝。唐赛英下令把这种食物带回中原，取名"番随"，意思就是从番邦随手带来的，后来"番随"又被写成了"番薯"。

细解本草

番薯是爬藤类植物，它的根在土中埋得比较深，故古人认为它颇得"土气"，再加上番薯多是黄白色，味道甘甜，中医认为，甘为脾土之味，因此有调脾之功。并且番薯的水分很多，虽然甜但吃完并不口干，因此有健脾胃、生津液的功效。换句话说，番薯能促进脾胃的气机运转，同时又能生津润肠，因此对于容易便秘的人来说确实是最佳食材。

中医认为，肥胖的主要原因是痰湿阻滞，所以有"肥人多痰"之说。但痰湿的产生又与脾的运化功能有密切的关系，所谓"脾为生痰之源"讲的就是这回事。因此，虽然肥胖的治疗方法有很多种，但健脾、去痰湿是主流的思路。番薯可以通便，则痰湿有去路；番薯可以健脾，则痰湿无来源。长此以往，痰湿就会越来越少，人也会慢慢变得健康。当然，单靠吃番薯也不行，还需要合理饮食、适当锻炼，才能真正地解决肥胖的问题。但使用番薯来减肥，比靠腹泻减肥等方法要健康一些，所以算是"健康减肥"的方法之一。

本草功效

现代人们吃的多是精细的主食，可谓是"高糖食品"。而食物的均衡搭配，无论从中医还是西医角度来讲都是必要的，现代更应注重粗细搭配，因此多吃些番薯等粗粮更有益于健康。

番薯又名地瓜、山芋、甘薯，味甘，性平，在《随息居饮食谱》中记载："煮食补脾胃，益气力，御风寒，益颜色。"可见番薯可以抗疲劳、增强体力。番薯的发源地在美洲，在亚洲最早种植番薯的国家是菲律宾，于 15 世纪由西班牙的殖民者从南美引入。番薯是粗粮，热量仅为馒头的一半，加之它有一定的通便作用，因此颇受"减肥人士"的青睐。在《本草求原》中记载番薯："宽肠胃，通便秘，去宿瘀脏毒。"现代也有研究表明番薯中的纤维素含量甚高，利于排便。

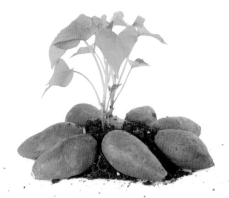

活用本草

"甘能令人中满"，食用甜味的食物虽然可以补脾，但如果食用太多则会阻碍脾胃的运化，所以番薯如果吃多了容易腹胀，平素容易腹胀的人群应加以注意。番薯可以通便，所以平素易腹泻的人群也应慎服。有些人吃了番薯会出现返酸、胀肚、排气等症状，这类人群也不宜大量食用番薯，尤其是有胃肠溃疡的人群，更应慎重。

番薯糖水

 材料 番薯 500 克，红糖适量，生姜 2 片，核桃肉 10 克。

 做法 先将番薯削去外皮、切成小块，加水适量煮至番薯熟透、变软，再加入适量红糖和 2 片生姜，以及粉碎后的核桃肉，再煮 5 分钟后关火，放温后即可食用。

本品可滋阴、润肠通便。适用于大便欠顺畅而无腹胀、腹痛的人群服用。

苹果番薯羹

材料　苹果 30 克，番薯 50 克，陈皮 3 ~ 5 克，酱油 1 克，白砂糖 3 克，盐 1 克。

做法　苹果洗净，不去皮，切成三角形厚片；番薯削皮后，切成半圆形厚片，用水浸泡去涩味，放在滤网上沥干水分。将半杯的水倒进锅里，加盐，并放入苹果、陈皮和番薯，再加入酱油、砂糖，盖上锅盖煮至番薯变软后，即可盛盘食用。

本品不拘何种体质均可服用。

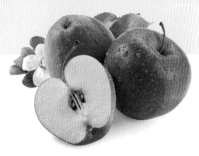

莲子

御医的『宠儿』，
劳心、伤脾最相宜

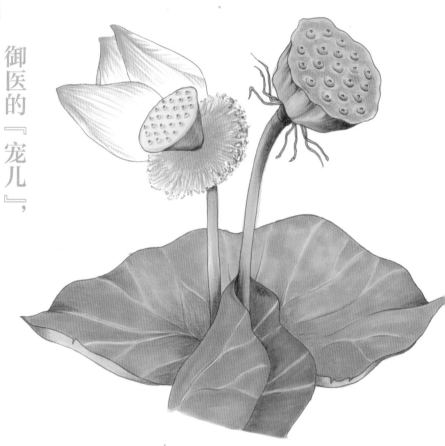

古代宫廷的御医在为皇帝嫔妃看病时，总有许多讲究，既要开出有效的药方，又要调配好汤药的口感，而且所用本草的偏性不可过于剧烈，于是，有些本草便成了御医们的"宠儿"，莲子就是其中一味。

在《清宫药引精华》中有这样的记载："嘉庆玉贵人患血枯筋挛之证。服药以来，抽搐已止……御医议用汤方调理，以莲肉三钱作药引，以助和心血、益脾阴。"后宫里的妃子常常勾心斗角、多思多虑，压力大、想得多的时候往往胃口就会不好，这就是中医所说的"思伤脾"。同时，忧思忧虑又会暗耗心血，因此书中所说的这位"玉贵人"得的便是宫廷里的"流行病"——脾虚血枯。御医们治疗这类病也是轻车熟路了，直接便开出了"莲子"作为药引。

细解本草

《本草纲目》中记载莲子肉："交心肾，厚肠胃，固精气，强筋骨，补虚损，利耳目，除寒湿，止脾泄、久痢、赤白浊，女人带下崩中诸血病。"简单来说，莲子的功效可以概括为上面医案中所讲的"和心血、益脾阴"。莲子是荷花的果实，荷花虽然是水生植物，但很喜欢日晒，往往是在晴天，荷花才能开得红艳艳的，之后才能结出饱满的莲子。虽然白荷花也可以结出莲子，但古人向来有"花红者莲佳，花白者藕佳"的看法。这是因为，色红之物有入血的功效，而红荷花结出来的莲子，一方面吸收了足够的水液，另一方面也经受了阳光的温煦，被认为是"心血"结晶的象征，因此有补心血的功效。

本草功效

正如上文所说，莲子有一定滋养心血的功效，其中莲子肉偏于补养，而味苦的莲子心则可清心火，因此莲子也常用于治疗失眠。

莲子除了具有养心安神的功效外，还可以补脾止泻，尤其适合于慢性腹泻或遗精。《本草纲目》的作者李时珍称莲子为"脾之果"，言"莲之味甘，气温而性涩"，意思是莲子色黄而味甘，黄是脾胃的代表颜色，甘甜的莲子在补脾之余，其中略带的酸涩之味又有助于脾胃收涩，对于精华外泄"收不住"的情况有一定帮助。莲子同时适用于心血亏之失眠、和气下泄之遗精这两种古代男性贵族的常见病症，难怪宫廷御医们如此偏好莲子。

活用本草

莲子的食用方法多样，莲肉粥、莲子羹、莲子汤、莲子糕、糖莲子等都是常见的药膳。

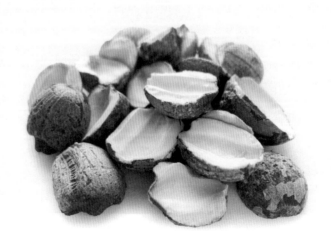

莲子糯米冰糖粥

 材料 莲子粉 20 克，糯米 100 克，冰糖适量。

 做法 将新鲜莲子煮熟后，切开、去壳，晒干后磨粉备用。每次取莲子粉 20 克，糯米 100 克，加入冰糖煮粥。

本品适用于睡眠浅、劳心过度的人群。

荔枝干大枣莲子鸡蛋汤

 材料 荔枝干（去核）5 克，莲子 10 克，大枣 10 枚，鸡蛋 2 个，冰糖 50 克。

 做法 莲子去心，大枣去核，将以上二味与鸡蛋、荔枝干、冰糖一同放入砂锅内，加水适量，大火烧沸后，改用文火煮熟，调好口味即可食用。

本品具有健脾补气、益心宁神的功效，适用于面黄肌瘦、心悸健忘、睡眠不佳的人群。

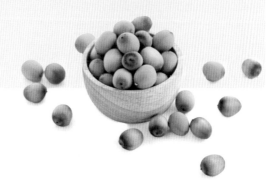

麦芽糖

良药甜口利于病，古代的『营养剂』

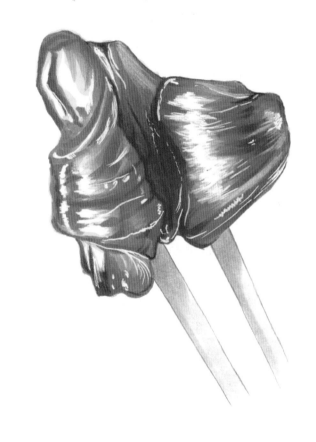

俗话说"良药苦口利于病"，但有一味"药"却反其道而行。在服用中药汤剂时，小孩子们常常会和家长讨价还价，要求在药汤中加点糖，而还真有一种糖就是加在药里的，它就是麦芽糖，也叫饴糖。饴糖分软、硬两种，硬者称为白饴，软者称为胶饴，成分都差不多，只是北方多用白饴，南方多用胶饴。在东北，每逢腊月二十三，家家户户都要买麦芽糖祭拜神仙，并且给它起了一个更好听的名字——灶糖。民间传说每家每户的炉灶里都住着一位灶王爷，每逢腊月二十三这天，灶王爷就要去天庭汇报人间善恶。老百姓们都希望灶王爷能够为自己多美言几句，于是就买来灶糖，甜住灶王爷的嘴，这便是北方用的白饴；南方的软饴则为半液体状，非常黏稠，有时候家长会用筷子绞上一股，给小孩子拿着当棒棒糖吃。

细解本草

制作饴糖通常以大麦为原料，也可用小麦等其他粮食。将麦粒浸泡后催发为麦芽，蒸熟后切碎发酵，将发酵后的汁液用大火熬煮成糊状，冷却后便可以做成糖块。本草古籍认为，饴糖的这种制作方式和人体脾胃消化水谷后化生"精微"的过程非常类似，液体状但又黏稠、甘甜的饴糖，恰似被脾胃提炼出而尚又未被身体化用的"精华"，因此对虚弱的人有很好的补养作用。

很多久病虚弱的人，不仅形体消瘦、困倦乏力，在劳累不适的情况下还容易出现腹痛，这是因为体虚的人气血多半不足。因此，这样的人稍微多消耗一些气力，本身的气血便不足以滋养躯体了，腹部便会有些"抽痛"或是"挛痛"的感觉。这种疼痛或许并不剧烈，但易反复出现。这时候，用上一些例如黄芪、人参等补药是有益的，但这些药还需要通过一系列环节才能化生精微，不如饴糖这种可直接食入的"精华"，能够更快地发挥甘缓止痛的效果。

本草功效

麦芽糖在《食疗本草》中有这样的记载："补虚止渴，健脾胃气，去留血，补中。"麦芽糖在甜点、零食中应用较多，但很少有人知道，它在经典医书《伤寒杂病论》中也出现过。书中有一条名方"小建中汤"，方里用量最多的一味药就是饴糖。饴糖性味甘温，对于脾胃虚弱的人群，是一味很好的补药。从五行、五味的角度来看，甘属土，对应人体的脾胃，所以脾虚体质的人多喜欢吃甜食。小孩子脏腑充而不盛，还没有发育完全，又因小儿"肝常有余，脾常不足"，故小孩子常常因肝脾不和而生病，而麦芽糖正能补脾柔肝。

活用本草

需要注意的是，甘能助湿、温能助热，所以湿热体质的人是不适合服用饴糖的，这类人常存在舌苔黄厚油腻、容易恶心、肚子胀等表现。最简单的判断方法是观察其对甜食的偏好，例如很多人平素不喜欢吃甜食，吃过甜食后不舒服，那么这类人肯定不适合吃饴糖。

小建中汤

 材料　桂枝3克，白芍6克，炙甘草3克，生姜3克，大枣6克，麦芽糖15克。

 做法　将桂枝、白芍、炙甘草、生姜、大枣入水同煮，煮开后转小火再煮15分钟左右去渣留药汁，再搅入麦芽糖。

小建中汤主要用来治疗虚性腹痛，饴糖的用量可根据个人情况适当调整。

麦芽糖煮大枣

 材料　麦芽糖60克，大枣15枚。

 做法　以麦芽糖、大枣煮水，煮熟服食。

本品此乃民间常用的验方，可以健脾胃、补虚，对于贫血患者尤为适合。

山药

增强精力吃什么？

天然的保健品

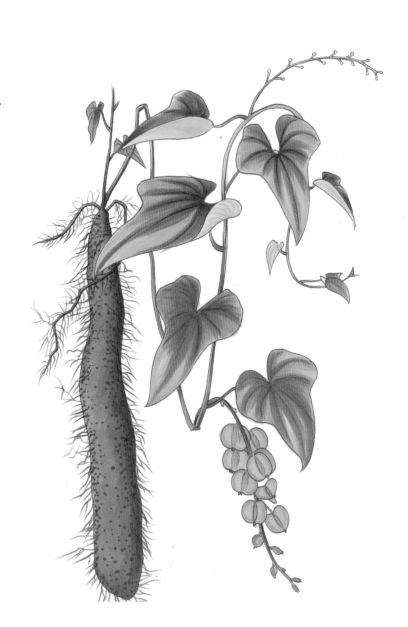

传说有这样一个故事：永和初年，有一采药人在衡山上迷了路，干粮也吃完了。又饿又累的采药人只好到路边的山崖下休息，看到一位神采奕奕的老翁在对着石壁刻书。采药人把自己迷路的事告诉了老翁，老人便给了他一种食物充饥，并给他指明了出山的路。采药人走啊走啊，走了 6 天才到家，一路上虽没东西吃，却神奇地一点也没觉得饿。在这则传说故事中，能令人吃了不饿且精力充沛的奇妙食物，就叫作"薯蓣"。

细解本草

老百姓都知道，山药能够"健脾"，这也是山药可以"增肥"和"补充精力"的原因。食物的消化吸收主要依靠脾胃，如果把人体比喻成一部机器，那么脾胃就是能源站。在中医学中，脾胃也被称之为"后天之本"，要想肌肉丰满，又具有充沛的精力，都需要脾胃源源不断地化生并输送气血。

山药入药部分为根，市场上常常可见的"铁棍山药"，有些长得比五六岁的小孩子都要高，可见山药根系的发达。山药的根扎得非常深，而且长得很肥厚，其中储存了丰富的养分，它的地上部分则是四处蔓延的爬藤。古人据此认为，山药能够把土壤深处的精华储存在它的根部里，并且向上输送给枝叶，就像脾胃输送气血给四肢肌肉一样。因此，用山药健脾胃，一是取它善于"输布"的特点；二是利用它善于吸取和储存"精华"的特性，既能帮助脾胃吸收和储存水谷精微，又有助于精微的输布。

本草功效

薯蓣就是现今被人们所熟知的山药。在唐代宗年间，因薯蓣的"蓣"字与代宗皇帝李豫的"豫"字读音相同，为了避讳，便把薯蓣改为"薯药"。到了宋朝，"薯"字又与宋英宗赵曙的"曙"字音相同，于是薯药又被改称为"山药"，一直沿用至今。

虽然传说有其夸张之处，但山药"补充精力"的功效却并非空穴来风。《神农本草经》中说山药"味甘，温""主伤中，补虚羸，除寒热邪气，补中益气力，长肌肉。久服耳目聪明"，也就是说，身体瘦弱的人吃山药不但能够增肥，还能补充精力、增强体质。这不就是现代人吃各种贵重"保健品"所追求的功效吗？清代的名医张锡纯，在遇上胃口不好、长得非常瘦的小孩子时，常常会让家长用山药配上白糖做成糕点给孩子吃，孩子吃了以后逐渐长得壮实，山药相当于古代的一种天然"营养品"。

活用本草

山药同小米加糖煮粥食用，具有健脾养胃的功效。由于山药还具有一定的收敛作用，因此凡是有实邪、湿热者不宜服用，由温热之邪、实邪导致肠胃积滞者也忌用山药。

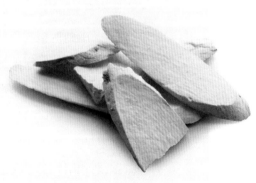

山药莲子芡实粥

 材料 莲子 12 粒，芡实 50 克，绿豆 50 克，薏苡仁 100 克，山药 100 克，番薯 1 小个，盐适量。

 做法 绿豆先用水浸泡 4 个小时；番薯去皮、切粒；其他材料均洗净备用。将所有材料放于水中煮滚，转慢火煮约 1 小时，待所有材料煮熟，可加少量盐调味，便可食用。

本品适用于症见头昏沉、身体发沉、大便不成形等湿气重的人群。

山药黑豆汤

 材料 山药 20 克，黑豆 50 克，胡萝卜 1 根，西芹 100 克，紫菜少许，姜 2 片，盐适量。

 做法 黑豆用水浸泡过夜；山药、西芹洗净、切块；胡萝卜洗净后，去皮、切块；紫菜用热水浸软，捞起，用少量油拌匀备用。煲中放入适量清水，待水煮滚，加入所有材料煮半小时，后转慢火再煮 1 小时，加盐调味即可食用。

本品不拘何种体质均可服用。

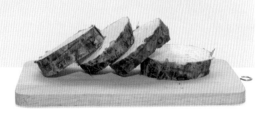

黄鳝

夏吃一条鳝，冬吃一枝参！

阴阳双补并善养血

　　黄鳝，俗称鳝鱼，生长于温热带淡水水底，广泛分布于全国各地的湖泊、河流、水库、池沼、沟渠等水体中。白天，黄鳝通常会潜入淤泥或石缝中休息，夜间则出穴觅食。珠江与长江流域盛产黄鳝，此处的黄鳝肉质鲜美，当年乾隆皇帝下江南时，便是在此处品尝到鲜嫩的黄鳝肉后，极为赞赏。上海本帮菜中也有"炒鳝丝""清炒鳝段"等名菜，在小暑前后，广州更有进食"冰镇黄鳝"的风俗，既可消暑增食，又能补益气血，故民间又有一种说法叫"夏吃一条鳝，冬吃一枝参"。

细解本草

　　《食疗本草》认为黄鳝可"补五脏，逐十二风邪"；《神农本草经疏》中记载："鳝鱼，甘温俱足，所以能补中益血。"

　　黄鳝体圆、细长，呈蛇型，在浅水中游动时，犹如蛇行水中，故有蛇鱼之称。黄鳝的外表呈黄褐色，体表具有不规则黑色斑点，腹面则为灰白色。黄为脾色，黑为肾色，白为肺色，土能生金，金能生水，故黄鳝可补脾肾。因黄鳝有冬眠习性，故具备冬藏之性，而且具有性逆转的特点，即一条黄鳝在某一时期为雌性，而在另外一个时期则会变为雄性，此为内含元阴、元阳，而且阴阳仍处于混沌一体，故可以阴阳双补、助阳益血。

本草功效

鳝鱼，味甘，性温，无毒，入脾经、肾经。《本草新编》中记载其："补中益气，且更兴阳，散湿气，去狐臭，又生津止渴生力。"黄鳝常被作为补益食材使用，其有一个特点是其他血肉有情之品所不具备的，就是"散湿气"。在日常生活中，总会听说吃补品会导致口臭、舌苔增厚、大便沾厕、腹胀等消化不良的表现，这是因为"血肉有情之品"都为高蛋白食材，如果体内有湿气或者脾胃功能不佳，吃了反而会出现消化不良的表现。黄鳝因为具有散湿作用，同时具有补脾益气的效果，又为水生之品，因此，尽管在夏日进食如此大补的食材，都很少出现消化不良的表现。黄鳝最佳进食时节为小暑，此时正是天气炎热、雨水较多的时节，人体汗出较多，出汗除了导致体内阴液不足以外，体内的元气也会因为出汗而消耗，这是中医所说的"气随汗脱"，此时进食黄鳝可以补中益气、散湿气，同时具有生津止渴的作用。

活用本草

食用黄鳝时，要选择新鲜的，最好是现杀、现烹，不新鲜的黄鳝会含有有害物质，不宜食用。黄鳝要选择个头肥大的，体色以灰黄色最佳，灰褐色的黄鳝最好不要购买。此外，黄鳝是补益之品，不宜过量食用，否则不易消化，外感发热与阴虚发热者切勿食用。

冰镇黄鳝

黄鳝2大条，酱油2勺，青芥2克，盐、淀粉、鸡粉1~2勺，矿泉水1升，冰块适量。

黄鳝放血、起骨，鳝肉切段，用盐、淀粉、鸡粉腌制；沸水投入鳝段，煮熟后捞出，用矿泉水冲洗鳝段后，将鳝段放入部分冰块中冰镇5~10分钟；最后，用冰块铺于盘子上，然后把鳝段摆在冰块上，加酱油及青芥拌食。

红烧黄鳝

黄鳝2条，蒜5瓣，葱2段，姜片5片，老抽2勺，料酒2勺，盐和鸡粉各半勺，糖1勺，生粉1~2勺，胡椒粉少许，油适量。

黄鳝放血、起骨，鳝肉切段，用盐、生粉、鸡粉腌制；热锅下油，待油冒烟后加入蒜，炒至表面微黄，再放如葱、姜炒出香味，之后倒入鳝段炒至变色；加入老抽、料酒、盐、糖继续翻炒，如锅中汤汁少可以加少许开水，炒至汤汁收至微干、鳝段烧熟，即可撒上少许胡椒粉调味后出锅食用。

四物黄鳝汤

材料

黄鳝 2 条，熟地黄 30 克，当归 10 克，川芎 5 克，白芍 10 克，生姜 5 片，大蒜、小葱适量，客家米酒 2 勺，盐 1～2 勺，鸡粉少许，鸡粉适量。

做法

黄鳝放血、切段，用盐、鸡粉腌制；热锅下油，待油冒烟后加入蒜，炒至表面微黄，再放葱、姜炒出香味，之后倒入鳝段炒至变色。加水没过鳝段，大火煮沸 2 分钟；另外取一个砂锅，放入熟地、当归、川芎、白芍，并把鳝段、蒜、姜、葱连同汤汁均倒入砂锅中，文火慢炖 2 小时；最后半小时加入客家米酒，继续慢炖，关火前加盐调味即可食用。

本品加入了四物汤的药材作为辅料，增加了黄鳝养血的功效，适合血虚寒的女性饮用。

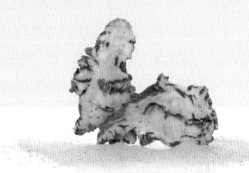

鲫鱼

术后益气血，产后催乳汁

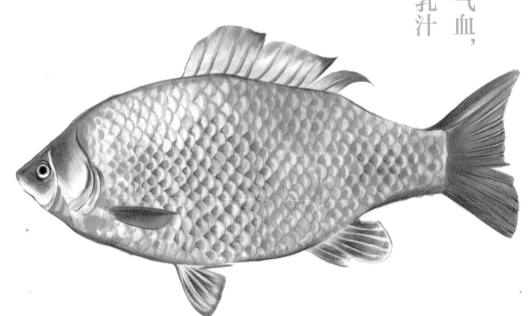

"鲜"这个字就是由鱼和羊组成的，俗话说，鲜不过鱼，鲫鱼肉质细嫩、味道甜美，且在众多可食的鱼类中，鲫鱼性质较为平和，所以《神农本草经疏》中记载："诸鱼之中，惟此可常食。"传说乾隆皇帝下江南，在杭州的行馆中吃鲫鱼时，问了随行大臣一个问题："鲫鱼到底哪里最好吃？"有个大臣说："鲫鱼头，四两油，鲫鱼脑壳四两参，头最好吃、最补。"另一个大臣说："鲶鱼头，鲫鱼尾，尾部经常活动，尾巴最好吃。"还有个大臣说："'鲫鱼肚皮赛过鸡'，鱼肚当为最香。"当大家争执不下的时候，乾隆看到江边有位老渔民，就问了老渔民这个问题，老渔民的回答是，鲫鱼的鲜味随四季而变化，有句俗话叫"春吃鱼头，夏吃背，秋吃肚皮，冬吃尾"，可见鲫鱼全身都好吃。乾隆皇帝和诸位大臣听后都非常满意，给了老人许多奖赏。这个故事的真实性虽有待考证，但鲫鱼的鲜美的确是随季节不同而有所变化的。虽然四季均可捕获，但是以每年 2～4 月和 8～12 月鲫鱼最为肥美。

细解本草

鲫鱼为日常食用的鱼类之一，以往人们探望术后患者或产后缺乳的产妇时，常常会送上一条新鲜的鲫鱼，或是煮上一碗可口的鲫鱼汤。术后及产后有个共同的特点，就是气血大亏，而要促进气血的恢复，关键在于脾胃功能的调整。中医认为"胃主受纳，脾主运化"，两者共同组成了气血生化的源泉。术后和产后都非常关注胃口好不好，"胃口"包含了两层含义——"是否想吃"和"能否消化"。胃的功能恢复是为了解决"想吃"的问题，脾的功能恢复是为了解决"消化"的问题。术后及产后气血大亏，脾胃同样缺乏气血，虽然脾胃是气血生化之源，但是进食及消化也需要有一定量的气血参与。此刻人体为了保护自身的气血不被过度消耗，就会减少食物摄入、减缓消化的速度，因此术后及产后常常会有"胃口不好"的情况出现，这其实也是人体的一种自我调节。鲫鱼不但甘平可以养脾，同时具有开胃的作用，能帮助脾胃的功能恢复，此外鱼肉及鱼汤本身营养丰富，易消化及吸收，可以有效地补充气血。中医认为乳汁是气血生化的产物，它的"产量"大小关键在于脾胃。鲫鱼可调气生津、运食和营、促进气血的产生，有利于乳汁的形成。同时鲫鱼具有通畅血脉的作用，有利于乳汁的排出，故鲫鱼是产后催乳的最佳食材。

本草功效

　　《随息居饮食谱》中记载鲫鱼："甘平。开胃，调气生津，运食和营，息风清热，杀虫解毒，散肿愈疮，止痢止疼，消疳消痔。大而雄者胜，宜蒸煮食之。外感邪盛时勿食，嫌其补也。余无所忌，煎食则动火。"《滇南本草》中则记载其："和五脏，通血脉……又杀虫消积。"

活用本草

挑选鲫鱼很有技巧，目前市面上的鲫鱼根据其来源不同有3种，分别是活水鱼、死水鱼及人工养殖鱼。要尽量挑选产自江、湖或江湖支流的活水鱼，其肉质肥厚、味道鲜美；其次是死水鱼，出自静水为主的水潭、小河；人工养殖的为最差，肉质嫩但味道不那么鲜。活水鱼体型较长，颜色白中带黄；死水鱼背宽，身体有点圆，肚皮呈白色，鱼背呈黑色；人工养殖的鲫鱼则同死水鱼很像，但周身银白。

鲫鱼催乳汤

 材料　鲫鱼1条，豆腐1块，生姜5片，芫荽（香菜）1棵，草豆蔻5克，陈皮5克，油、胡椒、盐适量。

 做法　鲫鱼去鳞、腮、内脏，洗净，表面涂盐去腥，备用；草豆蔻、胡椒研碎同陈皮一起塞入鱼肚中，鱼肚用棉线缝合。锅中放油烧热，放入生姜片爆炒，然后将鱼放入锅中慢火煎至两面金黄色，加水没过鱼身2个手指节，水开后，转小火煮20分钟，放入豆腐，再煮10分钟，最后加入芫荽，加适量胡椒、盐调味即可食用。

本品中的鲫鱼、豆腐均有催乳作用，同时加入了草豆蔻、陈皮、生姜，具有暖胃理脾的功效，促进气血生化，有利于乳汁产生。适合于产后乳汁不足的人服用。

黄芪鲫鱼汤

 材料 鲫鱼1条，黄芪30克，生姜3片，黄酒半杯，蜜枣3枚，盐适量。

 做法 鲫鱼去鳞、腮、内脏，洗净，表面涂盐去腥，放入盘中，加黄酒腌15分钟。锅中放油烧热，放入生姜片爆炒一下，然后将鱼放入锅中慢火煎至两面金黄色；将煎好的鲫鱼放入砂锅中，加入黄芪、蜜枣、生姜，加水没过食料两个指节，大火烧开后，转小火慢炖至鱼肉熟烂，加盐调味即可。

本品具有补益气血的作用，适合术后气血不足者饮用。

莲藕

养阴血、生津液、补脾胃、益心肺的水中仙

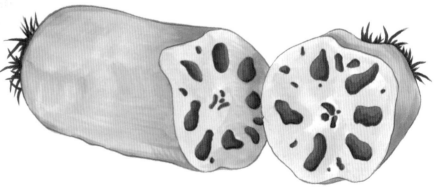

莲藕是莲肥大的地下茎，由藕尖发育而成。莲藕分为浅水藕和深水藕，浅水藕一般在水田或稻田中种植，深水藕则在池塘、河湾或湖泊中栽培。莲藕据说源于国外，但很早便传入中国，喜爱美食的中国人将莲藕的价值发挥到了极致，创立了各种菜式。我国湖北地区盛产莲藕，莲藕被他们称为"水中八仙"之一，当地人对于它的烹饪可谓花样繁多。

细解本草

莲藕微甜而脆，可生食也可烹饪成菜，并且药用价值相当高，据王孟英的《随息居饮食谱》中记载："藕，甘平，生食生津，行瘀，止渴除烦，开胃消食，析醒。熟食补虚，养心生血，开胃舒郁，止泻充饥……果中灵品，久食休粮。"

莲藕长于水土之中，得水土之气而生，莲藕虽然在水土阴地中生长，但是内存升发之性，中医称它为"阴中之阳"。正因如此，莲藕能把阴液上输于心，清养心液而解胸中郁火。又因其本身阴凉多汁，能补充肝、胃阴液，同时内含阳气，有疏发之性，所以能够解郁。莲藕的外皮是黄褐色而内部肉是白色，在中医看来代表着"培土生金"，内有孔道，与肺相似，莲藕有丝，故有"藕断丝连"一说，而藕丝实际上是莲藕输送营养物质与水液的导管，具有疏通血脉和调节人体水液代谢的作用，故能止渴、解酒。在补虚方面，老莲藕藕丝繁多，用砂锅、桑柴缓火煨至极烂后，藕丝会更加明显，具有补心脾的作用。

本草功效

　　根据莲花花色的不同，莲藕也有红花与白花之别。红花藕外皮为褐黄色，体形又短又粗，生藕吃起来味道苦涩；白花藕则外皮光滑，呈嫩白色，体形长而细，生吃很甜。通常炖汤时用红花藕，鄂菜中的"排骨莲藕汤"，用的就是红花藕，是当地秋冬季节的名菜，此时莲藕质地最粉，与排骨文火慢炖，气味更纯、口感更绵。做清炒藕片时则选用的是白花藕。广州地区吃莲藕，常用它与猪骨、章鱼、大枣、绿豆和蜜枣一起文火熬汤，补而不燥、润而不腻、香浓可口，具有补中益气、养血健骨、滋润肌肤的功效。

活用本草

　　与莲藕搭配的常用食材有以下几种：配莲子可以补肺益气除烦；配百合可以润肺止咳、清心安神；配糯米可以补中益气、滋阴养血；配生姜可以除烦止渴、止呕，《圣济总录》里面记载的姜藕饮就是用此两者榨汁饮用来养胃阴、除胃热、止呕吐；配核桃仁有活血化瘀的作用，对于产后恶露不尽、闭经、瘀血痛经颇有疗效；与鳝鱼搭配，则能补益脾肾。选藕以藕身肥大、肉质脆嫩、水分多而甜、带有清香者为佳。同时，藕身应无伤、不烂、不变色、无锈斑、不干缩、不断节，藕身外应附有一层薄泥保护。食用莲藕无特殊禁忌，脾胃虚弱者不宜生食。

莲藕绿豆煨排骨汤

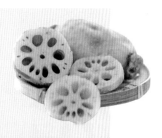

材料

莲藕 2 节，排骨 700 克，绿豆、生姜少许，蜜枣 5 枚，盐适量。

做法

莲藕去皮，切滚刀块，撒上少许盐腌制 10 分钟左右，备用；绿豆加清水，浸泡 30 分钟，备用；排骨切块，生姜去皮、切片，将排骨、部分生姜片放入清水中，大火煮开，随后继续煮三四分钟，将排骨捞起沥干，水和姜片倒掉不用。将排骨、剩余生姜、绿豆、蜜枣、莲藕放进砂锅煲中，加入足够量的清水，约超过材料 1 个手指节，大火烧开水后转小火炖 2 小时，加盐调味即可。

香煎莲藕

材料

肥瘦猪肉馅 200 克，莲藕 250 克，生姜 5 克，香葱适量，盐、生抽、老抽、胡椒粉、鸡蛋清适量，玉米淀粉 15 克。

做法

将生姜切片、香葱切段，放入 3 汤勺清水，浸泡生姜、香葱 10 分钟，然后用手抓出汁液，备用；将猪肉馅放入大盘中，然后把备用的姜葱水慢慢加入，加入过程中慢慢搅拌，然后把鸡蛋清倒入，继续拌匀，让肉馅充分吸收蛋汁；将莲藕切片，然后切丝，然后剁成颗粒状，将莲藕粒放入肉馅中，用手抓匀后，依次加入盐、生抽、老抽、胡椒粉及玉米淀粉，用手抓匀，然后顺时针方向搅拌至肉馅起胶；将肉馅先团成球形，再用手按压成饼形；将炒锅烧热，加入凉油，放入肉饼用小火慢煎至两面金黄色即可食用。

泥鳅

补而不腻、善调脾肾的美食

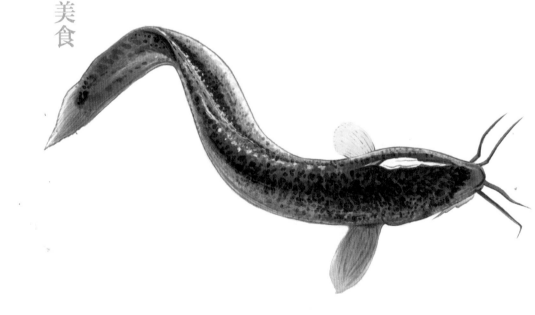

泥鳅属于淡水鱼，是民间传统食材之一，因其肉质肥美，故素有"天上斑鸠，地上泥鳅"的美誉。河南有一道菜式叫"泥鳅钻豆腐"，据说起源于河南周口市圈神庙街的一个渔民。他在捕鱼过程中，常常捕获一些泥鳅。大泥鳅很快就能卖出去，而小泥鳅却难以出售，只能带回家烹食。有一次为了变换一下口味，他从街上买回一些豆腐和葱、姜等调料，与泥鳅一起煮。开锅时发现小泥鳅都钻进了豆腐中，只有尾巴留在外面，故将此菜命名为"泥鳅钻豆腐"。

细解本草

泥鳅，色黑入肾，皮肤上附着黏液，具有补肾作用，但泥鳅的补肾又与熟地、黑豆不同：泥鳅具有灵动之性，喜动，具有补而不滞的效果。泥鳅生长于水中，又为高蛋白食物，具备大补阴液的功效。泥鳅之所以能暖中益气，与其生活环境及习性相关，泥鳅在湿土中成长，最得太阴湿土之气，同时泥鳅又能疏通泥土，具备升清的特点，泥鳅肉味道甘美，甘能益脾，故可暖中益气。

本草功效

据《本草纲目》中记载泥鳅："甘、平，无毒……暖中益气，醒酒，解消渴。"《滇南本草》中记载其："通血脉而大补阴分。"《医学入门》中记载其具有"补中，止泄"的作用。

泥鳅在我国分布广泛，凡是有水域的地方几乎都能存在，以夏、秋两季肉质最为肥美，为最佳食用时节。

活用本草

需要选择新鲜、无异味的泥鳅。新鲜的泥鳅买回来后需要用清水养一下，目的是让泥鳅把体内的泥吐出来。烹饪泥鳅的方法多样，蒸、炖、煎、炸、焖均可，要加强其食疗作用，关键在于搭配，如黄芪搭泥鳅，可增强补中益气的效果；生蚝搭泥鳅，可以增强补肾的作用；浮小麦搭泥鳅，可以治疗盗汗；荷叶搭泥鳅，可以治疗消渴；莲藕搭泥鳅，可以滋阴健脾。泥鳅毕竟为补益类食材，对于实热、痰热体质人群，不适宜食用。

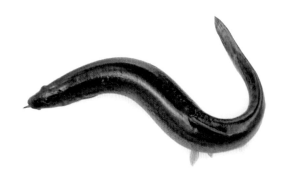

泥鳅汤

 材料 小泥鳅 10 条，生姜 5 片，蜜枣 3～5 枚，葱花少许，水 200 毫升，油、盐适量。

 做法 泥鳅经清水养一段时间后，用沸水氽烫，再用冷水冲洗，吸干泥鳅身上的水分，备用。热锅下油，待油温稍高时，加入姜片，再放入泥鳅，慢火煎至双面金黄，等香味出来后，加水没过泥鳅，加入蜜枣，大火煮 15 分钟，加入葱花、盐即可，汤、鱼齐吃。

红烧泥鳅

 材料 肥泥鳅 20 条，蒜 10 瓣，生姜 5 片，小米椒 3～4 个，生抽 2 勺，老抽半勺，葱花少许，开水 200 毫升，油、盐适量。

 做法 泥鳅经清水养一段时间后，用沸水氽烫，再用冷水冲洗，吸干泥鳅身上水分，备用。热锅下油，待油温升高，加入姜片、小米椒、蒜爆炒出香气，然后再加入泥鳅煎至两边焦黄，加入生抽、老抽、盐调味，最后加入 200 毫升开水，大火收汁，撒上葱花即可食用。

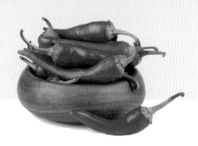

萝卜

是攻还是补？

生吃、熟吃竟然还不一样

民间关于萝卜的说法非常多，例如"萝卜不能同人参一起吃"，因为萝卜会抵消人参的滋补之力；然而有些地方又说萝卜相当于一棵"小人参"，似乎萝卜还有补益的功效。为什么会出现这样看似相互矛盾的说法呢？

原来，这和萝卜的吃法有很大关系。《雷公炮制药性解》中记载萝卜："味辛甘，性温""生者下气……熟者补脾，多食滞气，以甘多于辛也。"生萝卜味道辛辣，辛味偏散，有泄气的功效。古时候有个治疗急性流鼻血的偏方，就是直接喝生萝卜汁，取它降气泻火的作用。萝卜煮熟后，辛味大半会去掉，变成以甜味为主，甘能补脾，萝卜便具有一定的"补脾"功效。因"甘能令人中满"，所以煮熟的萝卜吃多了会出现腹胀、放屁的情况，这就是古籍里说的"多食滞气"了。如果要利用萝卜"辛散泄气"的功效，中医还有一个更好的办法，那就是用它的种子，也就是用莱菔子入药。

传说清代的慈禧太后有一年做寿的时候吃多了糕点，自觉腹胀乏力，便请太医诊治。这其实是由食积引起的，但当时的达官贵人都崇尚温补，何况是慈禧太后，哪个太医敢给她开泻药呢？于是医师还是开了含有人参的滋补方，结果越补越差，慈禧太后反而出现头晕、胸胀的症状，甚至还流起了鼻血，不得不贴皇榜招民间良医诊治。有个医师得知了此中原因，于是献上了自制的"小罗汉丸"，慈禧服用几天就好了。其实，这所谓的"小罗汉丸"就是用莱菔子捣为细末做成的。

细解本草

莱菔子性味与萝卜类似，但作为萝卜的种子，莱菔子的味道尤其辛辣。萝卜是一年生的草本植物，多数是在夏季种下，立冬后经过霜降，萝卜根部长得最为饱满，此时采收最好。古人见萝卜必待霜降节气、天气变冷后才最终成熟，认为它偏好自然界中的"秋降"之气。再加上它的根部向下长得较深，有"下气"的作用，因此萝卜可用于消食。莱菔子则基本没有萝卜根的甜味，味道异常辛辣，"降气"的功效比萝卜更强，还兼能化痰。

本草功效

中医里有一首降气化痰的名方叫"三子养亲汤"，此处的"三子"就是莱菔子、白芥子、紫苏子。据说曾有 3 位士子向一位医师求医方，说是家中双亲年事已高，咳嗽不断、咯痰连连，然而又因年老体弱，不可用猛烈的化痰药。于是医师便选用这三味较为平和的种子类本草，组成了一首化痰止咳方，并取"子以养亲"之意，命名其为"三子养亲汤"。由于莱菔子生用时辛散的药性稍显猛烈，因此该方中多用炒莱菔子。

活用本草

　　莱菔子味道辛辣，一般较少用来做药膳，用得较多的还是莱菔根，也就是萝卜。同时，生吃萝卜也有一定风险，因为它含有一定量的芥子油，大量摄入有中毒可能，煮熟后，芥子油挥发就无此危险了。

萝卜干排骨汤

 材料　老萝卜干30克，白萝卜300克，排骨400克，生姜数片，芫荽（俗称香菜）1~2棵，精盐少许。

 做法　排骨斩块，洗净后加入生姜片，先焯一遍以去血水；萝卜切块，老萝卜干切丝，同排骨加入汤锅中，煮开后转小火煮半小时左右，加入切成小段的芫荽，再加盐调味即可饮用。姜片可以减轻萝卜的"滞气"，萝卜制成萝卜干后更为暖胃开胃，且以色黑醇厚的老萝卜干最好，这是潮汕常用汤料之一，整道菜可以补脾养胃。

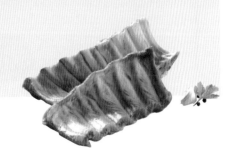

莱菔子粥

材料 炒莱菔子 5 克，紫苏子 10 克，粳米 50 克。

做法 炒莱菔子和紫苏子放入汤料包中扎紧，放入锅中加适量水煮约 15 分钟，捞出后加入粳米煮粥，吃粥即可。

本品有助于降气化痰，也有一定的通便功效。

萝卜干炒蛋

材料 咸萝卜干 30 克，鸡蛋 2～3 个，油适量。

做法 腌制好的咸萝卜干切细末或切丁，鸡蛋打散，将萝卜干加入蛋浆中，备用。热锅放油，倒入蛋液翻炒，也可直接摊成蛋饼。萝卜干本身有一定咸味，可以不用加盐，但可加入适量葱花等调味。

本品有一定的开胃、消食的功效。

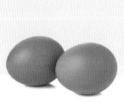
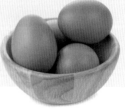

祛湿邪

赤小豆

这种豆子能『瘦身』，瘦人千万别多吃

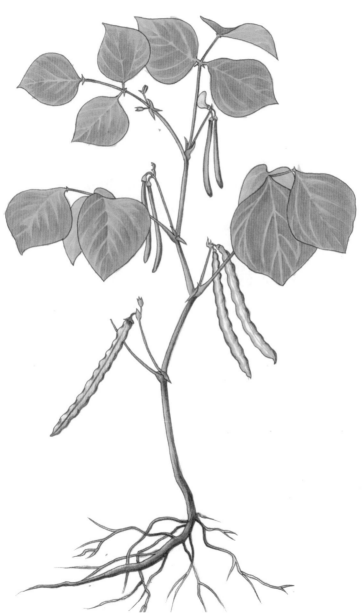

史料记载，宋仁宗在东宫时，患疡腮，命道士赞宁治之。取小豆70粒为末敷之而愈。据说当时宋仁宗患的"疡腮"类似于现代的腮腺炎，腮部红肿疼痛。那为什么又请个道士来治病呢？因为当时的贵族们都崇尚道教，因此便请道士前来念咒祛邪。这个道士用的方法也很巧妙，他先是对着一把豆子念念有词地下了咒语，再把豆子磨粉敷在疼痛的地方，病便好了。其实，这看似"道术"，实则"医术"，道士所用的豆子便是赤小豆。

细解本草

赤小豆味甘、酸，性平，具有健脾利湿、散血、解毒之功效。《神农本草经疏》中记载其："凡水肿、胀满、泄泻，皆湿气伤脾所致。小豆健脾燥湿，故主下水，胀满，止泄，利小便也。"赤小豆常在夏至后才播种，成熟于秋季，正是生于盛热而归于凉爽，因此有降泄清热的功效。民间有种说法，认为豆子都有一定利水渗湿的功效，这个观点确实有一定的古籍依据。《黄帝内经·素问》中记载："北方色黑，入通于肾……其类水，其畜彘，其谷豆。"这段话的意思是，在诸多谷物中，豆和"肾"的性质最为接近，而"肾主水"，因此豆子们多少都有些利水、泻水的功效，但不同种类的豆子作用还不一样。如色黄入脾的黄豆偏于健脾止泻，黑豆则偏于补肾利水，而颜色最红的赤小豆则能清除"躲在水里"的热毒，也就是血分的热毒，因此很多古代医案中都将其用于治疗皮肤病。

本草功效

中医著作《本草纲目》中记载赤小豆："治一切痈疽疮疥及赤肿，不拘善恶，但水调涂之，无不愈者。"这道出了赤小豆清热解毒的功效，对于腮腺炎的患者，可以用金银花 10 克用纱布包裹，与赤小豆 30 克同放入锅内加适量水，共煮至烂熟，去银花，加冰糖稍煮片刻，调成羹服用，起到清热解毒的作用。

赤小豆还能健脾利湿，有些人瘦不下来，就是因为体内水湿太盛，此时服用赤小豆，可以排出体内多余水分，以达到减肥的目的。《本草纲目》有这样的记载："……津血渗泄，所以令人肌瘦身重也。"所以对于这种体质的人，多吃赤小豆可以瘦下来，而瘦人则应少吃赤小豆。长夏时节，很多人会受到暑湿的困扰，民间常用赤小豆和薏苡仁一起煲糖水，以祛暑湿。

活用本草

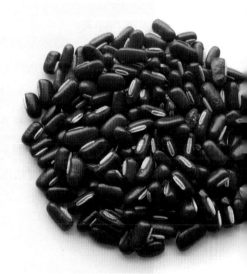

赤小豆适用于体质壮实又夹有水湿之人，对于脾胃虚弱，常腹泻、多汗、怕冷之人则当禁用，以免更加损耗正气，古籍中甚至有"久服令人黑瘦结燥"的记载。因此阴虚燥热之人同样不适合服用，尿多者也不宜食用。

祛湿汤

材料

赤小豆50克，干百合15克，生姜5片，陈皮5克，龙眼肉5克。

做法

将赤小豆、干百合、生姜、陈皮、龙眼肉分别洗净，放入锅内，加清水共煮，等赤小豆软烂时即可食用。

本品建议每日早、晚两次食用，可健脾益气、养阴除湿，适用于气虚湿重、疲倦困乏的人群。

赤小豆薏苡仁荸荠粥

材料

薏苡仁200克，荸荠30克，赤小豆50克，盐、味精少许。

做法

将赤小豆、荸荠去皮后分别放入清水中洗净；薏苡仁放入清水中淘洗干净。锅置火上，加入适量清水，放入薏苡仁、荸荠、赤小豆，先用大火煮开。再用小火熬煮成粥，食用时，加入精盐、味精搅拌均匀即可。

本品可祛湿生津，适用于周身沉、不清爽而烦躁、小便黄的人群。

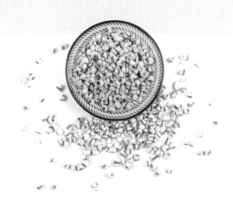

冬瓜赤小豆饮

 材料　冬瓜 20 克，赤小豆 10 克，大枣 3 枚（去核）。

 做法　将所有材料洗净，放入锅中。锅内加入适量清水煎煮约 30 分钟，取汁代茶饮，此为 1 人量。

本品可利水化湿、健脾清胃，适用于易出汗、虚胖等湿气重的人群。

赤小豆莲藕汤

 材料　赤小豆 30 克，莲藕 1000 克，黑豆 30 克，陈皮 5 克，生姜 3 片，盐适量。

 做法　将赤小豆、黑豆浸泡 30 分钟，莲藕去皮、切块。锅内加水煮沸，放入所有食材，大火烧开后转小火煲 1 小时，加盐调味即可食用。

本品可祛湿清热，具有运脾开胃的作用，适用于胃口不佳、口黏、小便黄的人群。

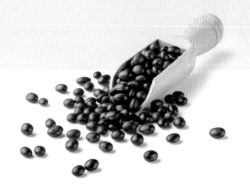

大豆黄卷

小小身材有奇功，
舒肝利湿血脉通

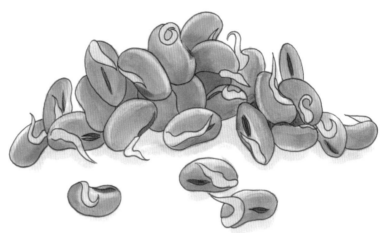

大豆黄卷又称为豆芽，又可简称为豆卷，和豆芽制作方法类似，是由豆类在黑暗湿热环境中发芽而成，因为其外形像一把玉如意，故又被称为"如意菜"，豆卷与豆腐、酱及面筋被西方并称为中国食品的四大发明。豆卷与笋、菌又被古人并列为素食鲜味三霸，人们常用豆卷、冬菇与白萝卜一起搭配煮出味道鲜美的素高汤。豆卷烹饪有难有易，最难的一道菜式当为满汉全席中的"酿豆莛"。"酿豆莛"实际是孔府菜的菜式之一，其做法记载在民初徐珂编撰的《清稗类钞》中："镂豆芽菜使空，以鸡丝、火腿满塞之，嘉庆时最盛行。"此菜选粗豆芽掐去两头，并将豆芽梗掏空，再用绣花针将鸡肉泥、火腿泥或虾籽馅充填其中，酿成红白两种"豆莛"，然后清炒入盘，其色香味形可想而知。不过，这可是很费功夫的菜品，两位熟练的孔府厨师做一小碟就至少需要四五个小时。抛开这种珍馐菜看不说，豆卷也是可入药的本草之一。

细解本草

《神农本草经》中称豆卷："味甘，平，无毒。主湿痹，筋挛，膝痛。"《长沙药解》中记载其："味甘，气平。利水泻湿，达木舒筋。"《本草纲目》中记载其："甘，平，无毒。解酒毒、热毒，利三焦。"

古人用豆类发芽，这种奇妙的做法最初是如何发明的已经无法考证，但当中蕴含着中国传统文化中的易象思维是值得我们学习的。明朝卢之颐所作的《本草乘雅半偈》中有这样描述："大豆作黄卷，比之区萌而达蘖者，长十数倍矣。从艮而震，震而巽矣，自癸而甲，甲而乙矣。始生之曰黄，黄而卷，曲直之木性备矣。木为肝藏，藏真通于肝。肝藏，筋膜之气也。大筋聚于膝，膝属溪谷之府也。故主湿痹筋挛，膝痛不可屈伸。屈伸为曲直，象形从治法也。"木具有能屈能伸的特点，故《黄帝内经》中记载其："木曰曲直。"豆卷是由豆类发芽而成，我们使用的是豆卷的萌芽部分，这个部位具备了五行中木的特性。

本草功效

五脏与木对应的是肝，肝具有藏血、主筋的特点，膝盖是大筋聚集地方，又是水湿容易停留之处，食用豆卷，可以舒达木气和利水泻湿，使筋膜得以舒展，所以能治疗解除膝关节屈伸不利及疼痛的症状。

此外，豆卷还有祛斑的作用，《本草经集注》中记载它可以"去黑黯，润泽皮毛"。这里"黑黯"即中医所说的黧黑斑，又名为肝斑，相当于西医的黄褐斑，是指以面部出现大小形状不一的黄褐色或灰褐色斑，不高出皮肤，色枯暗不泽为主要表现的皮肤疾病，以女性多见，多由于忧思抑郁、血弱不华导致。因为豆卷可以帮助人体肝气的舒达，达到疏肝解郁的作用，从而有助于气血上荣面部，所以能够"去黑黯，润泽皮毛"。

活用本草

　　目前市面上豆卷的豆类来源主要是黄豆、绿豆和黑豆，虽然豆芽功效大体相似，但仍有各自特点，药用时需要加以区分，但在烹饪时姑且可以忽略。《神农本草经》《本草经注》及《长沙药解》记载的豆卷是大豆黄卷，这里的大豆并非黄豆而是黑豆，其制作方法为在壬癸日用井华水浸黑豆，待芽长五寸长时取出，晒干即为大豆黄卷。而《本草纲目》中记载的豆卷选用的是绿豆。黑豆卷利水行血及舒达肝气的效果最强，黄豆卷偏于疏散中焦脾胃的湿热邪气及暑湿之气，绿豆卷清热力度最强。豆卷不易获取，生活中可用普通豆芽代替豆卷，我们常吃的水煮鱼中，就是用大量的绿豆芽或黄豆芽垫锅底的，这个搭配很科学。因为水煮鱼是偏辣、偏油腻的，容易造成脾胃湿热，黄豆芽可以疏散中焦脾胃的湿热，绿豆芽清热能力最佳，这样搭配，水煮鱼更加容易消化，避免"上火"。

泡菜豆芽汤

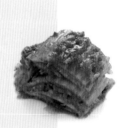

 材料 黄豆芽120克，韩式泡菜20~30克，油豆腐5块，银鱼干5~10条，葱花、盐、香油、酱油适量。

 做法 锅中加入适量清水，放入银鱼干大火煮5分钟，捞出鱼干，高汤备用；豆芽洗净后放入高汤中，若高汤可没过豆芽则不用再加水，否则需加水至没过豆芽表面，大火煮10分钟左右，加入油豆腐煮2~3分钟，然后再加入泡菜继续煮2~3分钟，最后加入盐及生抽进行调味，出锅前撒上葱花、淋上少许香油即可食用。

玉米须

味道可口又方便，利水消肿良品

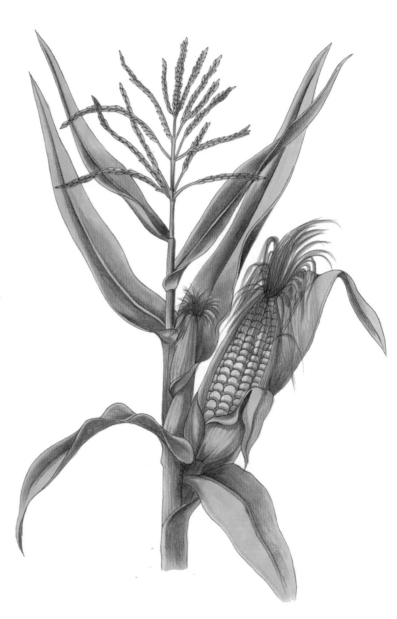

名老中医岳美中先生早年曾诊治过一位 11 岁患肾炎的男孩，患者总出现浮肿，老先生考虑他以脾虚为主，于是便开了一些健脾渗湿的方子给他吃。小男孩吃了几周，病好了很多，家长便准备带他回家，临行前向老先生讨教食疗的方法。老先生交代家人，待男孩食量增加、大便恢复正常的时候，去市场上找卖玉米的人讨要一些玉米须，给男孩煮水喝。后来，男孩的父亲来信告知，小男孩坚持服用玉米须水 8 个月，并坚持每两周注射 1 次球蛋白，肾炎已痊愈，精神状态也很好，完全能像其他孩子一样上学。而且玉米须价格低廉，花费不多，家人们十分感激。岳美中老先生治疗儿童肾病一直喜用玉米须水作为食疗方，一般需坚持半年以上，但这个小药方虽对儿童有效，对于成年人效果却不显著。

细解本草

玉米须就是在玉米皮包裹下丝丝缕缕的像胡须一样的东西，又称为龙须，用来泡水喝带着玉米的香味，长期喝也不腻味。我国是玉米产量大国，因此玉米须的来源丰富，价格低廉，易于获取。玉米须味甘，性平，归膀胱经、肝经、胆经，有清湿热、利肝胆、利尿消肿的功效。

本草功效

现代研究发现，玉米须具有很好的降糖作用，可以防治糖尿病诸多并发症。玉米须还具有很强的通透之力，《滇南本草》中记载："宽肠下气，治妇人乳结，乳汁不通，红肿疼痛，怕冷发热，头痛体困。"

活用本草

玉米须水尽量不要空腹服用，否则会引起胃肠不适。另外，由于干枯羸瘦的人群多津液不足，经常口干、舌红、燥热，如果再用玉米须利水，则会更加伤阴耗液、火上浇油，所以不适合此类人群服用。开篇案例中玉米须的服法是先储备干燥玉米须，用时取60克洗净、煎汤代茶，作1日量，渴即饮之，不拘次数，其间勿饮其他饮料，到睡时若饮不完，次晓即倾去，再煎新汤饮之。要逐日坚持，切勿间断，间断则效果差，在喝的同时还应定期复查指标。

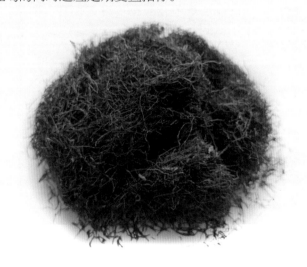

玉米须冬瓜汤

材料 干玉米须 20 克，薏苡仁 30 克，冬瓜 200 克，白糖若干。

做法 将各物洗净，冬瓜切块。玉米须、薏苡仁放入锅中，加清水 2000 毫升，煎煮 45 分钟，取煎汁与冬瓜块、白糖一同放入另一锅中，小火煲至冬瓜熟即可。

本品具祛湿清热功效，适用于周身肿重、舌苔黄厚、小便偏黄的人群。

玉米须陈皮饮

材料 干玉米须 50 克，陈皮 1 块，生姜 5 片，蜜枣 2 枚，食盐适量。

做法 将各物洗净，锅内加水煮沸，放入所有食材，大火烧开转小火煲 1 小时，加适量盐调味即可饮用。

本品可健脾祛湿清热，适用于身体肿、下肢轻度浮肿的人群，对于阴血亏耗人群，比如偏瘦、口苦、皮肤干瘪缺少水分的人群不可服用。

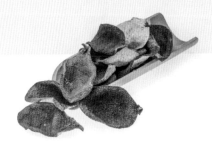

冬瓜

喝水腹胀、不喝口渴的『苦夏』太难熬？

吃它就对啦

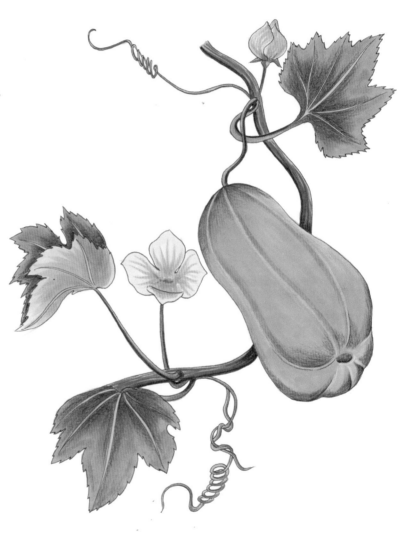

俗语讲："冬瓜冬瓜，四海为家。"冬瓜其实并非长在冬天，它可以在夏、秋各收获一拨，秋季收获后只要储存得当可以保存4个月左右，于是冬天也可以吃得上瓜，因此，它也确实是名副其实的"冬瓜"。然而人们大啖冬瓜还是在夏季，此时天气炎热，吃上甘甜爽口的冬瓜非常开胃解暑。

浙江宁波一带还流传着"秦桧和臭冬瓜"的传说，据说当年奸臣秦桧害死忠良后，十分惧怕冤魂索命，日日忧虑不安，以至于得了"噎食症"，胸口闷胀、吃不下东西。秦桧百般求医无效，便转而开始求神拜佛，于是前往宁波参拜当地的天童寺菩萨。当时正值盛夏，秦桧停下来休息的时候，发现附近百姓在吃一种奇怪的小菜下饭，气味很特别。秦桧忍不住尝了一些，没想到竟然胃口大开、胸膈舒畅，于是便常命家中厨子也做这道菜。由此民间便流传起"秦桧吃臭冬瓜，臭味相投"的故事。

细解本草

《神农本草经疏》中记载冬瓜"味甘，微寒"，是为数不多的能长期存储的瓜类之一。古人还观察到，冬瓜子在瓜瓤里浸泡了这么久也依旧新鲜，把它种进地里随时能发芽，说明冬瓜能够把瓜瓤里的津液维持在一种合适的"浓度"，使得种子既不会因为过分湿润而腐烂，也不会因为过分干燥而枯死，有很强的"水液调控能力"。冬瓜之所以能利水消肿，原理就在于此，它能够将肌表的多余水分向下输布，引导它们化为尿液排出，使得机体的水液"浓度"维持在适宜的程度。在尿液排出的同时，还能带走机体的一部分"热气"，因此它又可以用来清热解暑。

本草功效

老百姓们都知道冬瓜有利水、消肿的作用，尤其是在夏季，干渴使得人们大量饮水解渴，然而有些人喝完后排泄得不是很好，多余的水液积聚在皮肤里，导致浮肿，同时还是觉得口渴难耐，真是喝水难受，不喝也难受。

水液为什么代谢不了呢？《黄帝内经》中有这样一段描述："饮入于胃，游溢精气，上输于脾。脾气散精，上归于肺；通调水道，下输膀胱。"脾胃在把水液向上输送后，由肺向体表输布，然后再通过肌表间的脉络回流到膀胱化为尿液。夏季饮水过多时，肌表没办法发散这么大量的水液，再加上炎热的气温使得人体之气"只上不下"，尿液也没法顺畅地排出。于是大量的水液便卡在了"上归于肺"这个环节，积存在皮肤里变成水肿。有些人水肿得不是很明显，但是口渴和小便不畅的情况会比较突出，胃口也会受影响，这就是传说中秦桧当时的情况。这时食用冬瓜就会有一定的效用，想来当年他吃下"臭冬瓜"后，一定是顺畅地排出了肠胃间多余的水液，因此才能恢复胃口。

活用本草

冬瓜本身性偏寒，只适合用于因热而致的水肿、胀满，这种情况一般多于夏季炎热时出现，伴有小便灼热色黄而排出不顺畅，口渴、喜冷饮。如果是因气虚脾虚所致的水肿则不适合。如果是因心、肾系统疾病所导致的水肿和小便不畅，需要进一步用药调理，不宜妄用冬瓜利水。

冬瓜薏苡仁排骨汤

 材料 冬瓜500克，薏苡仁50克，排骨400克，精盐少许，生姜适量。

 做法 薏苡仁先用清水泡1小时，冬瓜切小块（可不去皮），生姜切片；排骨斩块后洗净，同姜片先焯一遍水以去腥味，再放入薏苡仁，加水煮开后转小火煮半小时，再加入冬瓜煮15分钟，加盐调味即可食用。冬瓜比较容易煮烂，而薏苡仁和排骨要适当炖久一点。

本品适用于夏季饮水后常易出现水肿，或饮水后觉腹部胀满，同时伴有小便色黄而排出不畅的情况，但如果是疲倦乏力明显、大便平素易稀烂且不喜冷食的人则不适宜。

冬瓜茶

 材料 冬瓜1000克，红糖300克，冰糖适量。

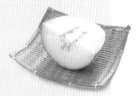

 做法 冬瓜先切丁，加入红糖，待红糖融化后会逐渐吸收冬瓜中渗出的水分，静置15~20分钟。然后加入水，煮开后再加入冰糖，不断地搅拌直至冰糖融化。煮到糖水比较浓稠的时候关火，将冬瓜过滤捞出，剩余的糖水倒入罐中密封，放入冰箱冷藏。需要喝的时候，倒一些用温水兑开，便是冬瓜茶。

本品适合在夏季暑热盛时喝，尤其适宜于大量出汗后出现口渴喜冷饮、小便黄赤灼热的情况，以新鲜制备及饮用为佳。

山楂

可口的『通经』小秘方，
爱吃肉的你也不可错过

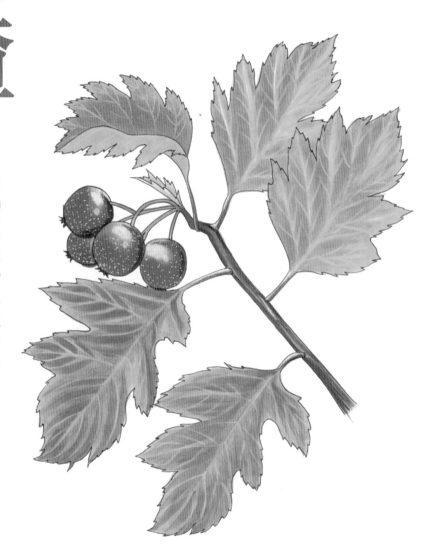

山楂是最为贴近生活的本草之一。在电影《霸王别姬》中，唱戏的"小癞子"梦想着能有朝一日成为名角，因为成了"角儿"就有吃不完的冰糖葫芦——"天下最好吃的，冰糖葫芦数第一，我要是成了角儿，天天得拿冰糖葫芦当饭吃！"那一串串鲜红诱人的冰糖葫芦，也是我们童年中生动美好的回忆，它的主要原料便是山楂。

细解本草

山楂，味酸、甘、微辛，性微温，《本草述钩元》中记载："健脾胃，消饮食，（善去腥膻油腻之积）行结气，并积聚痰饮，痞满吞酸，滞血痛胀。"山楂消食化积的功用是老百姓所熟知的，而且都知道山楂是"酸甜开胃"。在肚子胀吃不下饭的时候，吃上一点酸菜之类的食物就会食欲大开，在炎热的夏季尤其如此。为什么酸食会开胃呢？《黄帝内经》中说"酸入肝"，这当然不是说所有酸性的食物都会"走到"肝里去，而是说酸味对中医"肝"的影响比较大。中医认为"肝主升发"，肝在白天会把气血"发送"到外周以供人体使用，在夏季气温等条件的影响下，气血会"输送"得更多，相对的，内部的气血就少一些，因此在夏季特别炎热的时候，人的胃口会比较差，或者是在干体力活干得特别累时也会出现类似的情况。酸味有收敛生津的作用，能够引导人体的气"回收"，同时也限制一下肝的"发送"功能，使得内部得到更多的气血供应，因此酸食便可开胃，同时也有助于将气血集中于脾胃而消化食积。山楂和其他果子一样都成熟于秋季，果实本来就有"收降"的意蕴，山楂果的味道特别酸，因此尤其善于解决因肉食造成的食积。加之其外形圆润，色泽诱人，便成了常用的消食本草。

本草功效

　　中药中有一组消食健胃"三剑客"——焦三仙，即焦山楂、焦麦芽、焦神曲，其中山楂擅长化肉食，麦芽擅长化米食，神曲则化面食类积滞。"三剑客"尤其常用于小儿，因为小儿气血未充，本身脾胃便较为娇嫩，家长又多怕孩子饿到，宁可撑饱不可少吃，导致小儿食积，而焦三仙效力相对温和，消积的同时能健脾开胃。

　　山楂另有一用途则鲜为人知，那就是用于活血散瘀。学贯中西的清代名医张锡纯用山楂可谓得心应手，他在著作中提到，对于女性月经到期而又不来的情况，他有一个非常可口的小方子：山楂30克、蔗糖适量以及一点上好的毛尖茶，山楂煮水后冲茶，加糖服用。据说这个通经化瘀的方子张锡纯屡试屡效，如果是有好几个周期月经不通的，多服几次也能通下。张锡纯认为山楂可以"化瘀血而不伤新血"，因此喜欢将它用于女性的月经及产后病的治疗中，且它的药性平和，可以"开郁气而不伤正气"。其实山楂活血化瘀同它消食导滞的功效同出一源，都是助正气化开体内的某些"障碍"，达到清通肠道或是血脉的作用。同理，山楂既然可以通化胃肠道的积滞，那么也同样可以通化皮肤的积聚，因此对于经常食积而导致皮肤疾患的人，例如皮肤油腻长痘而舌苔又厚的，皮肤科医师有时也会在药方里加上一味山楂，以帮助患者"祛油"。

活用本草

用山楂来泡茶比较方便，可以加上乌梅、菊花，还可以根据个人口味加入蜂蜜或白砂糖。古籍《木草纲目》中记载："山楂，大能克化饮食。若胃中无食积，脾虚不能运化，不思食者，多服之，则反克伐脾胃生发之气也。"这便告诉人们山楂并非补品，毕竟它只是把气血"收回来"而不能补气血，因此脾虚的人如长期靠着山楂开胃也是不妥的，必须要从补脾入手才行。其次，吃太多山楂影响脾胃外输气血的功能，没有食积的人反而可能越吃越瘦，因为那些食积的人群毕竟是大口吃肉、大口喝酒的体壮人士。如果面黄肌瘦、营养不良，说明以正气亏虚为主，就更不能随意服用山楂。

山楂生姜饮方

材料　炒山楂 20 克，生姜 3 克，龙眼肉 15 克，红糖 15 克。

用法　生姜洗净、切片，红糖加水熬化，过滤除去沉淀物，取糖水。将炒山楂、龙眼肉放于砂锅中，加适量清水，旺火烧开后加入生姜片和红糖水，再烧开即可。每日 1 剂，分 1~2 次趁热饮。

本品具有消食化滞、健脾养心的功效，适用于消化不良所致的腹胀、腹痛、舌苔厚腻的人群。

紫苏山楂茶

 材料 紫苏叶、山楂各 3 克，生姜 3 片，冰糖适量。

 做法 锅内放入适量清水，将紫苏叶、山楂、生姜放入锅内煮 10 分钟，再加入冰糖，煮 2 分钟即可饮用。

本品可祛风解表、消食化积，适用于消化功能差、易腹胀痛而又感受风寒的人群。

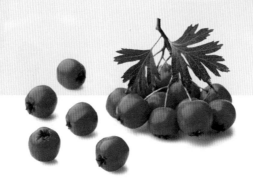

健脾
化湿

芡实

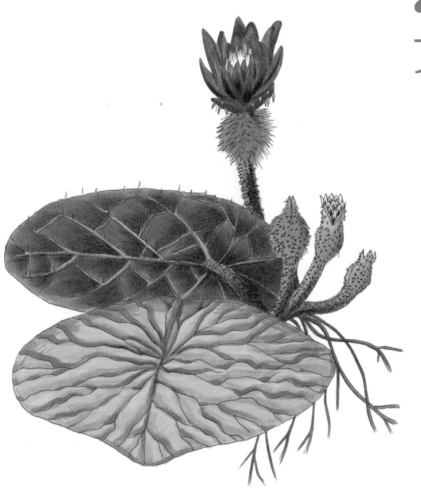

梅雨季节腰膝酸痛，
试试这款软糯的『白珍珠』

又到一年梅雨季，总是湿哒哒的衣服本来已经让人很郁闷，再加上空气中弥漫的湿气又特别容易让人感到透不过气，更是闷上加闷。多日的连绵阴雨之后，常有人突然觉得腰膝酸痛不已。这种痛往往是一种绵软软的隐隐作痛，两条腿也酸软乏力，而且胃口也变得不好，并且做各种检查也查不出什么实质性的问题。这时候，有经验的老人会说这是感受了"湿气"，会煮上几碗"祛湿汤"服用。在此汤中常常会见到一种白珍珠似的"丸子"，这便是南方人常用的祛湿本草——芡实。

细解本草

芡实，别名"鸡头米"，《本草纲目》中说芡实"味甘涩，性平"。平素市场上看到的是已经剥去外壳的干品芡实，而刚采下的新鲜芡实则包裹在形似花苞的果壳中，它一头尖尖、茎秆细长，看起来像鸡头，故得此名。芡实的名字其实和一位叫"倩倩"的女子有关。传说有一年某地发水灾，淹没了大片农田，粮食都被糟蹋掉了，剩下来的只有水草。有个叫倩倩的寡妇，因为上有老下有小没法逃荒，只得每天在水边寻找可以吃的野菜。有一天她饿晕在水边，迷糊中看到不远处有几只野鸡，赶过去一看却是一种长在水里、形状像鸡头的野草。她把"鸡头"采下剥开后，发现里面是饱满的白色果实，而且味道清香，口感软糯。她们一家靠这种果实挨过了饥荒，并把它介绍给乡亲们，因此后世便叫它芡（倩）实。

按本草古籍中所说，芡实能够"化湿"，和它生长在水里的习性密切相关。芡实长在深水中，它的茎秆比荷叶梗还要长，长长的茎能破水而出，故有"克水化湿"的功效。同时它的果实嚼起来质地黏牙，又有"收敛精华"的作用，因此有些脾虚腹泻的情况也可以用。

本草功效

为什么湿性腰痛特别推荐用芡实呢？《本草纲目》中强调芡实主治"湿痹、腰脊膝痛"，中医说"腰为肾之府"，而"肾主水"，因此水湿过重时常常先影响腰部和膝盖，表现为局部的酸重不适。在梅雨时节，不仅外界湿度大，人体也很容易积累过多的水湿，沉积在腰膝导致酸痛。芡实本来就长在水里，特别能"化水"，能够帮助脾胃把局部的水湿向上方运输，减轻腰膝部的负荷。且味道甘淡可口，不碍脾胃运化，特别适合在潮湿困倦的雨季里来上一碗。

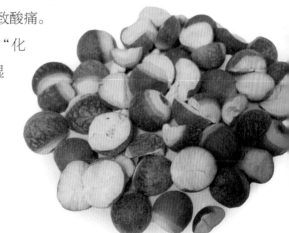

活用本草

　　芡实的用途广泛，可炒、可蒸、可煮，还可以打粉做糊或者做糕点。当年《红楼梦》的作者曹雪芹还曾经发明一道"大蚌炖珍珠"的名菜，就是把圆润的芡实塞进鱼肚子里一起烹调，味道很是鲜美。芡实的质地比较致密，因此它的"吃法"以细嚼慢咽为佳，消化功能差的人群更应少量慢嚼、细细吞咽。

芡实粥

材料　干芡实 30 克，大米 100 克。

做法　芡实洗净，如果是干货，要提前一晚泡发，新鲜的芡实则洗净稍泡一会即可；然后与洗净的大米一同加入锅中，加入适量清水，大火煮开后转小火，煮30～40分钟；如果想要把芡实煮得更软烂一些则可适当延长熬煮时间。为了更加美味，也可适当调入肉糜煮成肉粥。

　　粥品养脾胃之力较强，适用于脾虚腹泻者，但要熬得稠一点。

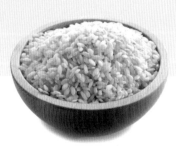

芡实鲫鱼豆腐汤

材料
干芡实 30 克，鲫鱼 1～2 条，豆腐 300 克，生姜数片，芫荽（香菜）1 小把，盐、油适量。

做法
芡实提前泡发，豆腐切块；鲫鱼去腮及内脏，刮鳞洗净，用适量的盐先腌下。热锅放油，先加入姜片爆香（可去味），再放入鲫鱼煎至两面金黄，加入适量水并倒入芡实，大火煮开后转小火慢熬，熬至汤呈奶白色，倒入豆腐，最后撒上切段的芫荽，用盐调味即可食用。

本品中的鲫鱼也有利水化湿的功效，如果是脾胃偏于虚寒或寒湿较重的人群，可多加些姜片或加入胡椒。

芡实香菇虾煲

材料
干芡实 100 克，干香菇 10 克，鲜虾 300 克（未去头壳），猪肉 100 克，盐、油适量。

做法
干芡实和干香菇要提前浸泡，虾去掉头、壳后用刀在背部划一刀以便去掉虾线，猪肉切丁，香菇切丝。芡实先加水用小火炖煮 30 分钟，另取炒锅放油，加入香菇、猪肉、鲜虾翻炒后，再倒入芡实煲中一起煮，稍收干汤汁后，加入盐调味即可食用。喜欢味道浓郁的可用高汤或椰奶来煮这道菜，口味清淡的用清水即可。这道菜里的芡实更加入味，适合细细品尝。

眉豆

豆中上品，健脾渗湿

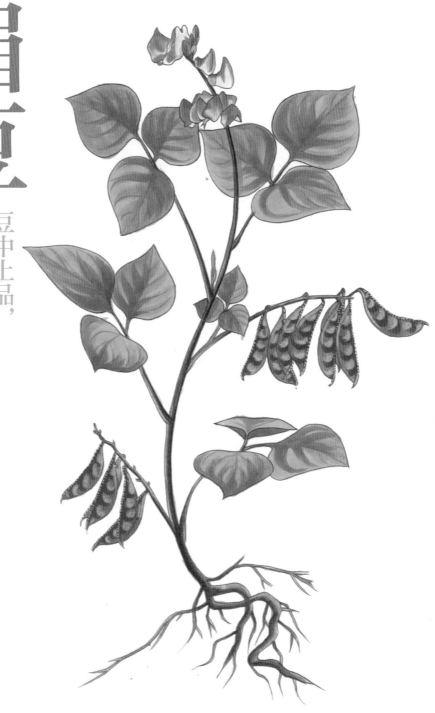

眉豆又名白饭豆，因豆正中有黑圈，如两个眉毛合围而成，所以得"眉豆"之名。

细解本草

眉豆味甘，性微温，其气清香而不串，其外皮色黄白性温和，最合脾为中土的特性，具有健脾、止消渴、补肾、生精髓、和五脏、调营卫、理中益气的功效，既能止泄、止带、涩精，又能通便。可以用于治疗脾虚有湿、体倦乏力、少食便溏或水肿、妇女脾虚带下、暑湿为患、脾胃不和及呕吐、腹泻。凡是植物类本草，其强大的作用背后，必然与其播种、生长、结果的自然环境及时节相关。眉豆是谷雨前后播种，在同年的夏至后、小暑前则能收成，得春夏之气而成，成于雨水充沛时节，此节气成熟的食材，都具有祛暑渗湿的作用。眉豆外形似肾，而且中有黑圈，具有补肾、生精髓的作用。眉豆皮及肉色黄白，是土气的颜色，所以具有健脾、理中、益气的作用。

本草功效

　　岭南地区在长夏季节多用节瓜、眉豆、瑶柱煲猪骨或鸡脚，起到健脾渗湿、清暑止渴的功效。眉豆还有一种作用就是养木气，小儿春夏季发热、伴有抽搐的，是木气过于疏泄，而小儿脾胃虚弱，不能耐受苦寒本草，此时眉豆就能起到补脾、养肝、降火的作用，清末民国年间的著名白族医学家彭子益老先生创立了四豆饮，专门治疗小儿发热、抽搐。四豆饮用黄豆 20 粒，黑豆、绿豆、眉豆各 15 粒，先用冷水浸泡 30 分钟，再加水把豆煮烂，服汤吃豆，这个汤需要煎后即服，不可隔夜。根据现代药理学的研究发现眉豆所含有的维生素 B_1 能维持人体正常的消化腺分泌和胃肠道蠕动的功能，抑制胆碱酶活性，可帮助消化、增进食欲。当人体中的维生素 B_1 缺乏时，会导致糖代谢障碍，影响机体三大营养素代谢。

活用本草

　　眉豆味道甘甜，口感粉糯，最适合搭配各种肉类食材煮汤，也可煮粥或磨成粉做糕点。眉豆属于豆类，多食容易胀气，故气滞便结者应慎食眉豆。此外，眉豆不可生食或半熟服用，否则在食后 3 ~ 4 小时可引起部分人的头痛、头晕、恶心、呕吐等中毒反应。

节瓜眉豆瑶柱煲猪骨汤

材料 节瓜 1～2 个，排骨 100 克，瑶柱 10～20 克，眉豆 20～30 克，蜜枣 3～5 枚，生姜 10 克，盐少许。

做法 节瓜洗净、去皮，切小块备用；排骨洗净、切成小段，开水烫去血水，捞出备用；眉豆、瑶柱洗净，分别放入两个碗中，加清水浸泡 10～20 分钟。陶瓷锅烧开水后，放入全部材料，大火煮至沸腾后转小火熬 1～2 小时，加少许盐调味即可食用。

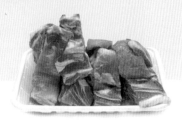

茼蒿

为肠胃『减压加薪』的皇帝菜

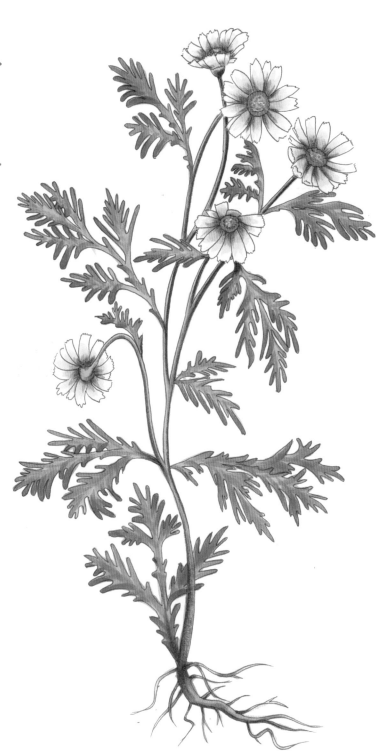

广东人有一种饮食文化，叫"边炉"文化。经过一天繁忙的工作生活，老广们都会约一起去"打边炉"（吃火锅），在热热的火锅边，聊着说不完的话题，释放着繁忙劳作给予他们的压力。在火锅的菜单中，茼蒿常为必点蔬菜。早在北宋时期，茼蒿已经被人们作为蔬菜食用了，宋代陆游不仅喜食茼蒿，而且还喜欢栽种，其《初归杂咏》诗云："小园五亩翦蓬蒿，便觉人间迹可逃。尽疏珍禽添尔雅，更书香草续离骚。药苗可斸携长镵，黍酒新成压小槽。老入鹓行方彻悟，一官何处不徒劳。"

细解本草

那么，为什么吃火锅经常要搭配茼蒿呢？吃火锅必然以肉食为多，肥腻为主，使得我们的肠胃负荷过大，这时候就容易出现"劳资矛盾"，中医叫作"饮食自倍，脾胃乃伤"，短时间超出日常的进食量，对于整个消化系统的正常运行是不利的。当肠胃难以应付超大负荷的工作时，就会对身体说："你分配的工作任务太繁重了，我干不动了。"于是就会出现各种消化不良的症状。吃着火锅，来场罢工，多扫兴，这时候我们就请来了皇帝菜——茼蒿，茼蒿一下锅，蒿类所具有的清气就出来了，其味中有"辛"，辛味具有升阳、升脾、运脾的作用，相当于请了雇佣兵来帮助肠胃减压，入口有甘味，甘能补脾，相当于帮肠胃加了工资。一方面增强了脾的运化功能，一方面加强了胃的通降之力，减压加薪，双管齐下，肠胃就能服服帖帖地继续为我们效劳了。此外茼蒿还可去油，它吸油能力特强，不仅能吸火锅中的油，还能吸我们身体里的油，有利于身体健康。

本草功效

对于食材的认识，除了日常功效认识外，还需要认识食材的性味情况，因为《素问·生气通天论》中记载："阴之所生，本在五味；阴之五宫，伤在五味。"简单来说，要补五脏，必须要懂五味；不懂五味，就算补品，也会伤害五脏。李东垣提出"补泻在味，随时换气"的概念，通俗来说，食物的搭配，必须根据五味的相生相克、作用的靶点及食材所秉的升降之性而进行配伍，才能有利于人体。

茼蒿有蒿之清气、菊之甘香。据《随息居饮食谱》及《食疗本草》中记载，茼蒿性味甘、辛，性平，无毒，有"安心气，养脾胃，消痰饮"的功效。因此，常吃茼蒿，对咳嗽痰多、脾胃不和、记忆力减退、习惯性便秘均有较好的疗效。

活用本草

茼蒿除了在吃火锅时食用，平时也可清炒，如与蒜蓉、辣椒同炒或加入海南虾子酱炒，味道会更加鲜美。茼蒿虽好，同样也有不适合人群，如虚性腹泻的患者就不适合单独食用。

蒜蓉虾子酱炒茼蒿

 材料 茼蒿 150～200 克，蒜 6 瓣，生抽、蚝油、海南虾子酱各 1 勺，糖少许，白酒 1 勺，水少许。

 做法 茼蒿洗干净，摘去老叶及老茎，切段；蒜切成末。热锅冷油，待油烧至 6 成热时，加入蒜末爆香；然后加入茼蒿炒软，随后加入生抽、蚝油、虾子酱及糖，翻炒均匀，起锅前加入白酒及少许水，翻炒至酒味变得柔和，即可起锅食用。

麻辣茼蒿

 材料 茼蒿 150～200 克，麻辣花生 80 克，豆腐香干 80 克，葱 1 段，生姜 1 块，盐、花生油少许。

 做法 茼蒿洗干净，摘去老叶及老茎，切段；锅中水烧开后，放入少许油及盐，茼蒿焯水 30 秒捞出用凉水冲凉，挤干水分备用；香干切成碎粒，姜切末，葱切葱花。锅中放油，油热后放入姜末和葱花爆香，后加入香干粒翻炒，接着入茼蒿翻炒，最后加入麻辣花生和盐翻炒均匀即可食用。

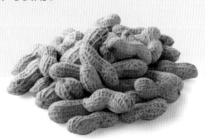

牛大力

通经络、长力气的大力草

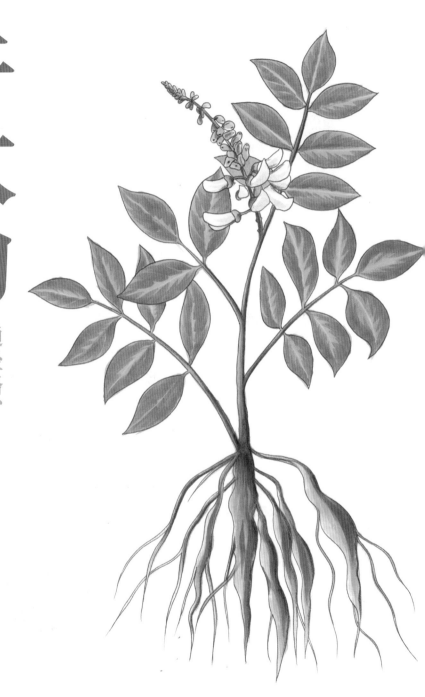

牛大力，又名"山莲藕""大力薯""倒吊金钟"，是药食同源的本草，全年均可采集，以秋季出品为佳。牛大力的名字来源于海南的一个传说。传说位于海口的一个小镇曾因为受台风侵袭，导致快成熟的庄稼毁于一旦、颗粒无收。小镇有一青年叫阿牛，与家中的老牛相依为命，因为粮食尽失，人都吃不饱，何况是老牛。老牛日益消瘦，年轻人只好把它赶出家门，希望老牛自己能在外觅食。数日后，老牛精神饱满地回到青年的家，并且嘴中还含着一节形似番薯的植物根茎。阿牛把这东西煮了吃，吃完后自觉体力充沛，于是便跟随老牛出去寻找这种植物，挖出根部并分给镇中老人食用，帮助大家渡过了难关，之后这种本草便被人们命名为牛大力。

细解本草

根据《岭南采药录》《生草药性备要》《中药炮制学辞典》《实用中草药图典》诸多本草书籍中的记载，牛大力性平，味甘，具有健脾润肺、补肾固精、舒筋活络的作用。多用于病后体弱、肺虚咳嗽、咳血、肾虚腰膝酸痛、遗精、白带、风湿痹痛、跌打损伤。

牛大力以根部入药，其根部粗壮，形态有点类似莲藕、番薯，因其生长在山坡之中，素有山莲藕、大力薯的别称。牛大力非常具有岭南特色，岭南地区天气炎热，汗出较多易导致气阴两伤，顶着烈日站10分钟，就会大汗淋漓，说话的气力都减少了一半。以前岭南为鱼米之乡，常常需要在水稻田中工作，头顶太阳一晒，水稻田的湿气一蒸，特别容易产生湿热之气，此时在田中劳作，毛孔大开，汗出如雨，湿热之气就会从毛孔、鼻孔进入体内，导致肺、脾甚至肾均受湿热所困，出现咳嗽、肌肉酸痛、腰膝酸痛、神疲乏力等症状。牛大力既可以补益肺、脾、肾三脏，又能补中益气，还可以祛湿通络，简直是不可多得的膳食食材。

本草功效

牛大力的药性中同时具备了补、通、升的特性，在补的方面，它能够同时补益肺、脾、肾三脏。这三脏对于人体气的生成及运行具有非常重要的作用，肺具有调节气机升降及出入的作用，脾可以产生元气同时又是气机升降枢纽，肾可以收纳肺气，三脏协调运行，气的运行才能协调。在通的方面，它能够祛风湿、通经络，在民间常用于风湿关节疼痛，效果显著。在升的方面，牛大力具有补中益气的作用，可以提升人体的气机，对于常年觉得疲倦乏力、精神不振的人，效果颇佳，可以增长气力，堪称中药中的"红牛"。

活用本草

牛大力在食疗中多作为汤料使用，可根据需要，结合牛大力的补、通、升的特点进行食材搭配。如需要加强补肾的效果，可用海马、鹿筋、老母鸡与牛大力搭配；如以"通筋骨"为主要目的，则与千斤拔、石南藤、猪蹄相搭配，加强祛湿、舒筋活络的效果；如要加强升提的力度，可与五指毛桃、党参、粉葛、瘦肉相配。牛大力因为味道好、功效多，药性也平和，因此适用的人群也比较广。

牛大力炖甲鱼

材料 甲鱼1只，猪脊骨150克，牛大力50克，党参15克，枸杞子5克，蜜枣3枚，盐、姜片少许。

做法 将甲鱼、猪脊骨、牛大力洗干净；甲鱼、猪脊骨斩块，甲鱼加盐、姜片腌制30分钟；锅中烧开水，放入甲鱼、猪脊骨，中火煮至血沫消失，捞出，过冷水备用。准备一炖盅，把全部材料放入，注入清水没过食材1~2厘米，加盖隔水炖3~4小时，加盐调味即可食用。

本品适合于肾精不足、腰酸腿软的人群食用。

牛大力煲鸡脚

材料 鸡脚5~6个，猪脊骨150克，牛大力50克，枸杞子5克，蜜枣3枚，生姜5片，盐少许。

做法 鸡脚剪去指甲、洗净，猪脊骨切块、洗净，两者同时飞水备用。将除枸杞子外的所有材料放入砂锅中，加水没过材料，大火煮开后，小火炖1.5小时，最后半小时放入枸杞子，继续小火煮半小时后，加少许盐调味即可食用。

本品适合于疲倦乏力、四肢无力的人群服用。

薏苡仁

『慢性子』的化湿药，你化的是哪种湿

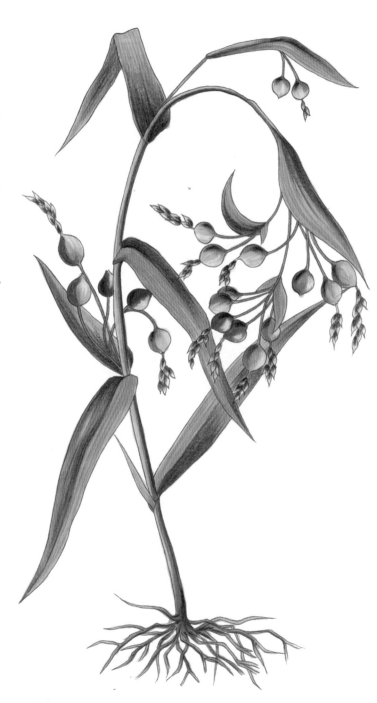

《后汉书·马援传》中记载，东汉大将军马援到南方山林地带打仗，当地雨雾弥漫，从北方来的士兵们耐受不了这种环境，全身酸痛乏力，大大影响了战斗力。后来，当地人给军队献上了一种白白的"圆珠子"，士兵们吃完后个个感到一身轻。马援将军觉得这"白珠子"是个好东西，于是在胜利回朝的时候带了好几车这种土特产。回到京城后，当朝的官员没见过这种东西，还以为将军带了大量的珍珠回来，于是便有了后期"薏苡明珠"的冤案。故事中产于南方的"明珠"，便是如今人们所用的薏苡仁，又称薏米。

细解本草

薏苡仁是一种植物的果实，脱去外壳后用它干燥的果肉入药，也算是杂粮的一种。然而和其他粮食相比，薏苡仁在结果方面完全是个"慢性子"。在稻谷插秧之前，薏苡仁其实就已经作穗结实了，而等到稻谷都收割完了，才到了收采薏苡仁的时候。也就是说，薏苡仁的果实需要挨过炎热、潮湿的漫长夏季，在秋季凉意的催生下才能最终成熟。古人觉得它是一种很有"耐心"的本草，又很能"耐受"南方夏季的湿热，因此用来对付缠绵不去的慢性湿邪最合适不过。

本草功效

薏苡仁是除湿佳品，尤其是当年马援将军出征的岭南地域，靠近沿海，气候又非常潮湿，薏苡仁便成为当地的一种常见汤料。本草古籍中记载，薏苡仁味甘、淡，性凉，归脾经、胃经、肺经，主治"筋急，拘挛，不可屈伸，久风湿痹"，也就是说，薏苡仁尤其善于治疗与"湿"相关的关节、肌肉问题。平素出现四肢关节疼痛时，有经验的老人会问你是怎样的痛法，如果是剧烈而拘急的疼痛，往往是受了寒邪；如果疼痛是酸酸软软、伴乏力的，那便是"受了湿气"。

为什么湿性的疼痛是以"酸"为主呢？《黄帝内经》中记载："因于湿，首如裹，湿热不攘，大筋緛短，小筋弛长。"人体的筋骨肌肉就像面筋或牛皮筋一样，在干燥的情况下它是紧绷而有弹性的，要是水加多了，就会变得松软没有张力。用一条松软的"牛皮筋"去拉动人体的关节肯定是很费力的，因此便表现为"酸痛"。薏苡仁的作用便是把筋骨肌肉里的"湿邪"一点点地渗透掉，古人观薏苡仁收获于秋季，得"秋气"甚浓，而秋天是个由潮湿转向干燥的季节，因此薏苡仁便能"化湿为燥"。薏苡仁性味甘淡入脾胃，"脾主肌肉"，因此它最擅长渗利在肌肉中的湿邪，以治疗四肢筋骨的酸软、疼痛，尤其是湿邪郁久有几分化热的，薏苡仁最能"对付"。

薏苡仁有生用和炒用两种，生用偏于寒凉，主要用于热证，如各种湿热所致的关节肌肉酸痛等，有时在肺热咯痰的情况下也会使用；炒用则性偏平和，可用于渗湿止泻。因为薏苡仁特别善于"消化"一些慢性的邪气，也会用于治疗皮肤中的疣或其他的顽固皮疹（老百姓常说的"瘊子"），因此有些书里会称薏苡仁有一定的"美容"功效。

活用本草

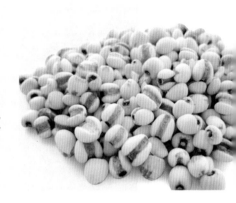

下面介绍几款薏苡仁膳食，身体虚寒、便溏者宜用炒薏苡仁，湿热内停、便秘者宜用生薏苡仁。

薏苡仁粥

 材料　生薏苡仁 30 克，陈皮 1~2 块，大枣 5 枚，冰糖适量。

 做法　将薏苡仁、陈皮、大枣洗净、放入锅中，加适量清水，煮沸后转为小火，加入冰糖调味即可食用。

本品不拘何种体质均可服用。

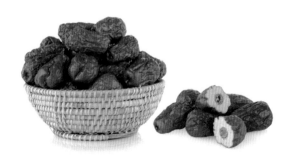

降脂薏苡汤

 材料 生薏苡仁 50 克，干海带 40 克，鸡蛋 1 只，山药 10 克，盐少许。

 做法 将海带浸透、洗净，切成细丝；薏苡仁、山药洗净后加入开水，一起放入锅中。将海带、薏苡仁、山药炖至软烂，连汤备用。将鸡蛋炒熟，并将海带、薏苡仁、山药连汤倒入锅中，加少许盐调味即可食用。

本品适用于肺癌、胃癌、乳腺癌及宫颈癌患者的辅助调理，有抗癌、降血脂、健脾胃、助消化的功效。

祛湿汤

 材料 炒薏苡仁 50 克，生姜 20 克，大枣 5 枚，葱白 3 根，红糖适量。

 做法 全部食材洗净，一同放入锅中，煮 40 分钟，转为小火，再放入红糖煮 5 分钟。

本品具有祛寒湿、健脾胃的功效，适用于体寒久虚、经常感冒的虚弱人群。

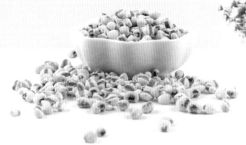

第四卷

凉降似秋

秋季总意味着凉爽，但在深秋降临前总还会有一段时间的燥热。因此，"秋季"型的食材会有两种，一种是"润燥类"，如露水、霜降所带来的滋润；另一种是"降火类"，用凉凉的秋意驱散火热。

百合

何物能比『美容觉』？

糖水铺中常见到

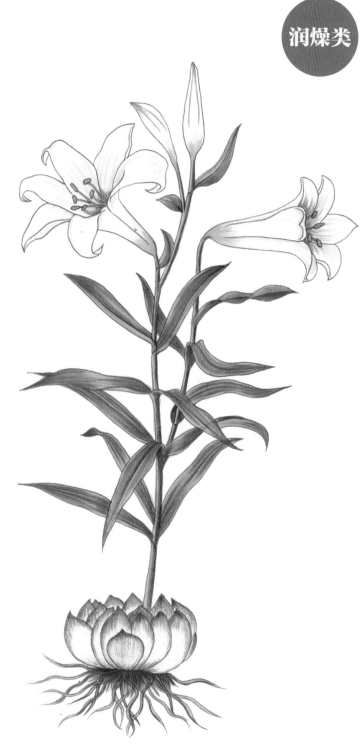

俗话说"睡个好觉，胜过吃药"，一夜无梦的酣畅甜睡，对于繁忙的上班族来说无疑是最有效的恢复方式。高质量的睡眠不仅能补充精力，对皮肤也是一种保养，然而很多都市白领到了晚上虽然身体已经疲惫，但脑子却还在活跃地想着各种计划，第二天起来又困又倦，皮肤也发黄，看来要睡个"美容觉"还真不容易啊！那么，有没有什么药能比拟"美容觉"的功效呢？其实在我们的日常生活中，就有一味本草，既能美容，又能安神助眠，甚至还有助于通便，功效堪比"美容觉"，它就是糖水铺里常见的主角——百合。

细解本草

《神农本草经》中称百合："味甘、性平。"说起百合，一般人想到的都是像蒜瓣一样的百合瓣，由数十瓣叶瓣裹成一个洁白的球茎。在中医五行理论中，白色是"肺金"的代表，因此色白而性平的百合有润肺、降肺的作用。中医常说"肺与大肠相表里"，意思是肺和大肠是互相协作的一对好伙伴。天气特别干燥的时候，人也容易大便干结，这是因为五脏六腑中的大肠需要由它的好伙伴——肺给它补充津液；当外界的燥邪消耗了肺中的"水分"时，大肠也会受到影响。在这种上部"燥热"的情况下，不仅大便会干，小便量也会减少，就像上游的河道干枯了一样。新鲜百合吃起来又脆又甜、汁液丰富，因此它能润燥生津，一方面能够滋润肌肤而有美容作用，另一方面它的属性使得它有"收降"的作用，能通过降气而达到通大便、利小便的效果。

本草功效

为什么又说百合可以安神助眠呢？很多人睡不着，主要是因为心事多，虽然有点睡意，但心总是静不下来，因此要清心除烦。百合的作用就是把人体上部心肺的水分给补足了，上游的水源充足，下游排出的水也多，因此小便会增多，大便也会通畅，也就能把"心热"排出，就像空调的冷却液带走热量一样。因此吃对百合，不仅能帮你睡个好觉，还能滋润你的皮肤，不就相当于"美容＋睡觉"吗？但由于百合本身有通便作用，因此平时脾虚、容易拉肚子的人不宜大量食用。

活用本草

百合可以做汤、做糖水，甚至可以用来炒食，但要达到不同的目的，搭配很重要。如果是以美白、滋润为主，可以加入银耳一起煮糖水；如果想要发挥通便的功效，可以直接用百合煮水或隔水蒸，然后加入少许蜂蜜饮用；如果以安神助眠为主要目的，推荐尝试百合蛋黄汤。

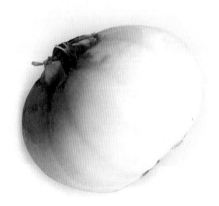

百合蛋黄汤

 材料 干百合 20～30 克，新鲜鸡蛋 1 个，冰糖适量。

 做法 干百合先泡发，洗净、去沫后放入砂锅中，加约 300 毫升水煮熟后，鸡蛋去蛋清，把蛋黄打入锅中，煮沸后加入冰糖调味，即可食用。如果采用的是新鲜的百合，最好先将百合焯一遍水或者先隔水蒸一下，以去酸味。对于心火比较重的人，可以加入不去芯的莲子一起煮。

百合银耳糖水

 材料 干百合 20 克，银耳 20 克，冰糖适量。

 做法 干百合和银耳先泡发，银耳洗净后去蒂，撕成小块；将材料放入锅中，加水没过食材，煮开后转小火煮 40 分钟左右，关火前加入冰糖，搅拌至融化，即可食用。

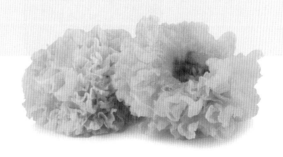

醋

『食醋熏蒸』的真正作用是什么？

多数人都理解错了

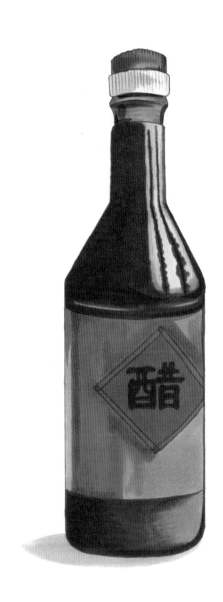

以往人们常说"开门七件事，柴、米、油、盐、酱、醋、茶"，可见"醋"是日常不可缺少的必需品之一。关于"醋"，本来只是作为调味品使用，这两年随着各种果醋饮品大行其道，"醋"的保健作用也成为热议话题。然而，并非所有的"醋"都有治疗作用，在中国古籍的记载中，只有"米醋"能够入药，且年份越陈越好。2003 年"非典"流行时，很多人都听信了"食醋熏蒸能消毒"的说法，以至于当时的大街小巷都弥漫着一股食醋的酸味儿，后来这一说法已被证实为无稽之谈。

事实上，食醋熏蒸的疗法在民间已经流传了很久，现在某些地方在产妇"坐月子"期间还会用上它，然而这个方法在多年的流传中已经偏离了它的本意，它的作用并不像人们想的那样是为了"消毒杀菌"。《神农本草经疏》中记载："产妇房中，常以火炭沃醋气为佳，酸气能敛血，使下也。"也就是说，古人在产房中熏醋是因为醋本身有利于产后瘀血的排出，和"消毒"一点关系也没有。此外，房中备醋还有另一层原因，古代有些产妇会因产后失血而出现比较剧烈的头晕眼花，甚至短暂昏迷，中医称为"产后血晕"。这时候家人便会将醋涂抹在产妇的口鼻附近，以促使她清醒过来，这和西方人搋香醋提神是同一个道理。

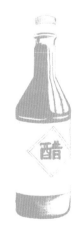

细解本草

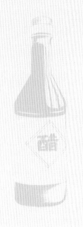

本草古籍中说醋"味酸，性温"，能够"消痈肿，散水气"，《神农本草经疏》中称其："酸能敛壅热，温能行逆血……其治产后血晕，癥块血积，亦此意耳。"意思是醋性偏温，温有助于行血；同时中医常说"酸苦涌泻"，意思是酸苦味的东西有下行的趋势，因此酸温的醋有助于产后恶露的排出。但醋又不像其他活血破血药那么猛烈，"酸主收敛"，它是利用自身的酸性将瘀血归拢到一起以利于排出，而不是靠行气药的推动去破开血块。因此，民间常常将"醋"用于产妇的产后调补，如广州地区产妇在月子期间就会常吃的"姜醋蛋""姜醋猪脚"。

本草功效

至于为何产后闻醋可提神，这是因为生产过程中失血又耗气，产妇的整体气机都是向外耗散的，内部留存的气血一时间不足以满足身体的需要，便出现了头晕眼花。酸味甚重的醋能够收敛气机，将外散的气收拢到内部，就像一家公司内部资金不足的时候，便会把原先在外流动的资本收回来使用。收回体内的气足了，头晕昏沉等情况便能短暂地得到缓解，产妇的精神状态也便好转。当然，严重的"产后血晕"不是靠醋便能解决的，还要进一步地调补气血。

活用本草

姜醋蛋

 材料 生姜 500 克，鸡蛋 6~8 个，甜醋 500 毫升，陈醋和红糖适量。

 做法 鸡蛋煮熟后去壳；生姜切片后先焯一遍水，捞出后放入炒锅中干炒以去掉水分。将处理好的姜片放入砂锅中，倒入甜醋，再加入小半瓶陈醋，煮开后再加入剥好的鸡蛋，转小火煮 1.5 小时左右，最后调入红糖，再煮 10 分钟左右，待汤汁浓稠即可。可以吃蛋、喝汤，如果喜欢吃姜的也可将姜片吃下。

配方中姜、醋及糖的用量并不是固定的，可以根据个人的体质进行调整，体质偏寒的可多放些姜，怕上火的人则可少姜、多糖、多醋。

醋腌萝卜

材料 白萝卜 500 克，食盐 10 克，白糖 40 克，陈醋 40 毫升，酱油 20 毫升，小辣椒 2～3 个。

做法 白萝卜洗净后，切成半圆形的薄片，加入食盐腌制约 40 分钟后控去渗出水分。再分两次加入白糖 20 克，每次均腌制 20 分钟后控出水分。将腌制好的萝卜用凉白开稍清洗一遍，放入玻璃罐中，加入陈醋、酱油和切好的辣椒圈，密封好后放入冰箱，冷藏 24 小时后即可食用。这道小菜清爽开胃，可作为食欲不佳时的下饭菜。

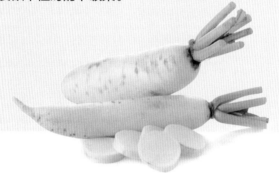

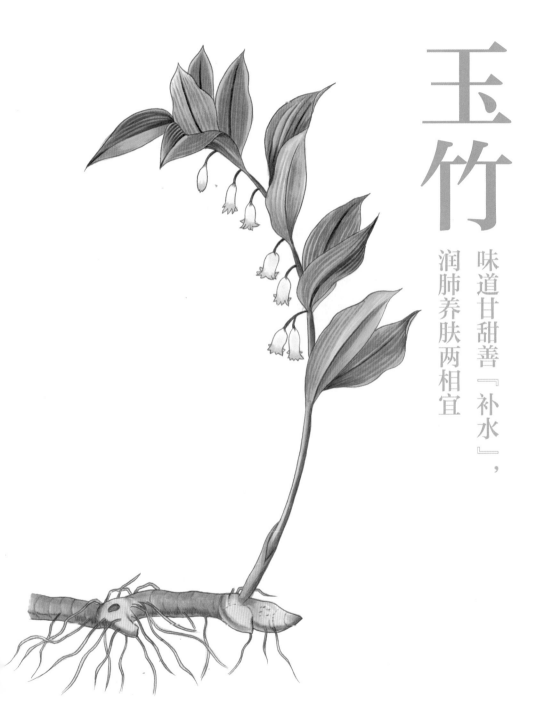

玉竹

味道甘甜善『补水』，
润肺养肤两相宜

玉竹是人们非常熟悉的一种"汤料"，味道甘甜的它煮出来的汤也清润可口，颇受主妇们的欢迎。其实，玉竹不仅是主妇们煲汤调味的好帮手，还是一款擅长为皮肤"补水"的润肤佳品。玉竹在本草古籍里有另一个名字叫"女萎"，有"女性滋补药"的含义，这个名字来源于一个民间故事。相传唐代有个宫女不堪忍受宫中生活，逃进了深山，山里没有什么现成的粮食可吃，倒是有很多野生玉竹，于是宫女便常常采来吃。多年后，宫女得以离开深山回家乡探望亲人，父老乡亲们很惊讶地发现她皮肤光洁、白嫩，看起来竟然和当年年少进宫时没有太大差别，因此便认为玉竹是能够"滋养女性"的好药。这样的传说并非空穴来风，《神农本草经》中便强调玉竹有"久服去面黑䵟，好颜色，润泽"的功效，可见玉竹在美容护肤方面确实"有一手"。

细解本草

《本草纲目》中称玉竹"味甘，性平"，平时入药的是它的根部，它像竹子一样分为很多小段，看起来有点像迷你版的甘蔗，再加上颜色黄白似玉石，故得名"玉竹"。玉竹的特点是汁液非常饱满，本草书中记载它："至难燥，即燥亦柔，移根种之，极易繁茂。"普通植物的根茎，挖出后在炎热干燥的天气下暴晒，很容易就会变得又干又硬，但玉竹却不一样。晒玉竹的话要一边晒一边搓，这样才能晒得通透。即使是晒完的玉竹，拿起一根咬一口、掰一掰，仍然是润润的、软软的。玉竹能够一直保持住自己柔软的"身段"而不被干燥，说明它具有很强的

"锁水、保湿"能力。中医便是利用了玉竹的这种特性，发挥它润燥、生津的作用，治疗秋燥咳嗽特别管用。

本草功效

至于玉竹为什么具有润肤的功效，通俗一点说，玉竹的作用就是给皮肤"补水"。中医认为"肺主皮毛"，而玉竹入肺，善于润肺生津，同样也有滋润皮肤的作用。为什么小孩子的皮肤看起来最是透亮呢？这是因为儿童的皮肤含水量高，于是看起来便显得白嫩、润滑，而随着年龄的增长，皮肤的含水量逐渐下降，色素也积累增多，因此老人的皮肤看起来就干燥发暗了。玉竹汁液丰富，能给体内补充"水分"，使得人体有足够的津液供养肌肤，在皮肤因过于干燥而显得粗糙的时候，喝些玉竹水或玉竹炖品，即可达到润肤、美容的效果。但如果是天生肤色暗或是脸上有颜色偏深的色斑，玉竹就不一定管用了。

活用本草

下面介绍几款与玉竹有关的药膳，其中的玉竹桑叶茶可以在秋燥轻微咳嗽时饮用；玉竹煲鸡爪偏于润肤、养颜；玉竹煲老鸭汤甘淡滋阴，适合一家老小食用。

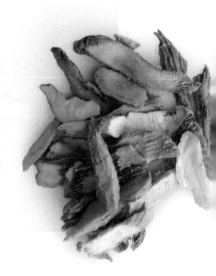

玉竹桑叶茶

材料 干玉竹饮片 20 克，干桑叶 15 克，冰糖适量。

做法 玉竹及桑叶洗净放入锅中，加入约 1000 毫升清水，大火煮开后转小火煮 10～15 分钟（不必久煮），滤去茶渣后加入冰糖调味，即可当茶饮用。

玉竹煲鸡爪

材料 干玉竹饮片 20 克，鸡爪 300～500 克，食盐少许。

做法 玉竹洗净，鸡爪洗净、斩块，与玉竹一同放入汤锅中，加水，大火煮开后转小火煮 30 分钟，加入少许食盐调味后即可食用。

玉竹老鸭汤

材料 干玉竹饮片 30 克，枸杞子 30 克，鸭肉 500 克，当归数片，食盐少许。

做法 鸭肉洗净、斩块，加入当归片焯水以去味；再加入适量清水及玉竹、枸杞子，大火煮开后转小火煮 30～40 分钟，加食盐调味后即可食用。

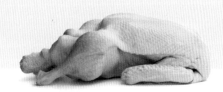

白果

『咳到无力』不必愁，
口感软糯又补脾

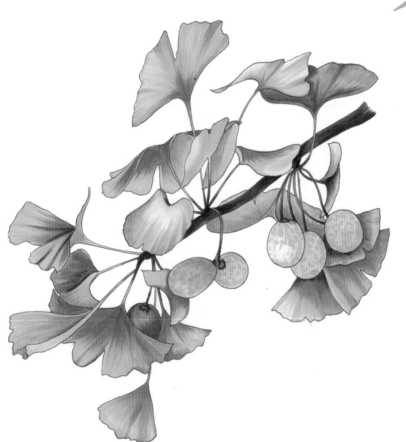

白果又名银杏。相传明朝时，有位张御史为官清正、刚正不阿，深受百姓爱戴。有年秋天，张御史的老母亲感受风寒、咳喘不止，御史为此访遍京城名医，但却依旧医治乏效。张御史只得将母亲送回山东老家，交给家人悉心照顾。但老夫人回家后因连日咳嗽、胃口也不好，不思茶饭，小辈们都十分担忧。张家有个贴身婢女叫白果，平素服侍张老夫人十分尽心，这天姑娘的家人从老家捎来一些果子，外壳很硬，但砸开来后是又黄又软的果肉。白果姑娘试吃后觉得香甜可口，于是就试着煮给老夫人吃，没想到老妇人连吃数天后，咳喘就好了很多，最终逐渐痊愈了。后来张御史辞官回家，在母亲的主持下与这位姑娘成婚，并将这种果树在家乡广泛栽种。因白果外壳白皙而形状似秋杏，故作为贡品上贡时被赋予"银杏"的雅称，后来这一地区也被人们称为"银杏之乡"。

细解本草

白果，味苦、涩，性平，有小毒，有化痰、止咳平喘、止带、缩尿的功效。《本草述钩元》中记载白果"经霜乃熟"，大多数秋季成熟的果子都是在"霜降"之前收获的，否则寒冷的秋霜会把新鲜娇嫩的果子冻坏，白果偏偏要经过"霜打"后才会成熟。中医认为，秋季在五行中属金，与脏腑中的"肺"相合，而且秋季以后天气转凉，阳气有潜降之势，根据天人相应的原则，"经霜乃熟"的银杏可以助"肺金之气"下降，而咳喘多以肺气上逆为主，肺气下行，则咳喘自止。白果的果肉色黄且软，色黄在五行中属土，与肚腑中的"脾"相合，所以对脾有 定的补养作用。根据五行的顺序，土为金之母，中医认为，"虚则补其母"，这种通过补脾而养肺的方法中医称之为"补土生金"，白果既可以降肺气，又可以补肺虚，因此对于肺气亏虚所致的咳喘有很好的调理作用。

本草功效

白果适用于痰多喘咳合并气虚者，一般在新发或突发的咳嗽中很少用到它，但久咳不治者倒不妨一试。这是因为久咳者，肺气的上逆已经成了"惯性"，就像一辆高速行驶的车辆，要使它刹车掉头的话，没有一定的力量可不行。久咳又体弱的人肺气已虚，要"调转"气机的话不太容易。白果的作用在于"收降"，在降气的同时能把外散的气收拢回来，给肺气补充"力量"。因此白果多用于久咳而外邪已去的情况，如果还有发热、怕冷的外感症状则不宜用，身强体健的人吃了白果作用也不大，它比较适合体质虚弱、长年咳嗽的老人。

活用本草

明代著作《本草发明》中记载白果："生则辛涩，戟人喉。炒食味甘苦，宜少用，堪点茶，压酒。仅治白浊。多食动风作痰。小儿食之易发惊。如食一千，令人少亡，阴果之毒，可不慎欤？"可见白果是有小毒的，不宜一次性大量服用，但这种毒在加热后会大幅度减少，因此白果不能生食，必须保证煮熟、煮透。为预防白果中毒，可做如下处理：将白果去皮，除去肉中绿色的胚芽，经长时间的浸泡，并烧熟、煮透后再食用即可。

香菇炒白果

材料 白果 30 克，香菇 150 克，西蓝花 200 克，香油、食盐、砂糖适量。

做法 将全部食材洗净，香菇切片，西蓝花切成小段；将香菇、西蓝花焯水后过冷备用；白果去胚后切半，煮得熟透。

热油炝锅，放入香菇、白果爆炒，加入香油、食盐、砂糖，待香菇吸汁后捞出；大火翻炒西蓝花，兑入香菇、白果即可。

本品适用于肺气不足、多汗、咳嗽人群的体质调理。

南瓜银杏盅

 材料 南瓜 1 个，白果 15 克，腰果 50 克，松子 50 克，橄榄油、食盐适量。

 做法 南瓜开盖、去除内瓤，盖上瓜盖隔水蒸 30 分钟；锅内加入适量的橄榄油烧开，放入白果、腰果、松子，过油后捞出；另起锅，加入白果、腰果、松子，加盐爆炒。把处理好的食材倒入南瓜中，即可食用。

本品适用于咳喘兼大便欠通畅的人群，久泻而脾胃虚弱的人群需慎服。

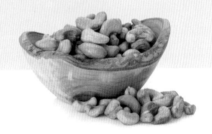

蜂蜜

天然的润肤剂，古老的『润滑露』

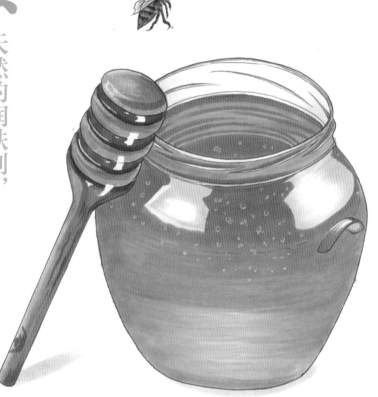

据说唐朝皇帝李隆基有个女儿称为永乐公主，这位金枝玉叶一直面容干瘪、肌肤不丰。后来公主因战乱避居陕西，常以当地所产的桐花蜜泡茶饮用。3年后她竟出落得丰姿绰约，判若两人。1954年，罗马老教皇匹奥十二世已80岁高龄，因肺炎高热，非常危重。当时主治医师加利亚其·李希看着奄奄一息的教皇，只好加用了最后的方案——蜂蜜。结果这竟使得教皇清醒过来，并慢慢恢复了健康。1958年，在维也纳召开的世界养蜂大会上，教皇出席并发表演讲说："我完全是依靠蜂蜜才能奇迹般恢复健康的。"

细解本草

《神农本草经》中记载蜂蜜："味甘、平。主心腹邪气，诸惊痫痉，安五脏诸不足，益气补中，止痛解毒，除众病和百药，久服强志轻身，不饥不老。"现代人常常服用蜂蜜水以治疗便秘，这一点早在汉代的《伤寒论》中便有记载。书中还记载了一个外用方法，叫作"蜜煎导"法，将蜂蜜煮热，稍冷后捻成二寸长锥状，纳入肛门，可缓解便秘症状。

蜂蜜是黏稠、柔润的液体，只要看到它这样的外观，其滋润的功效不言自明。从中医的角度讲，蜂蜜的主要作用是补充人体内枯竭的津液。《黄帝内经》中说"大肠主津"，肠道要有足够的津液润滑才能运行通畅，而津液亏虚的人因为肠道过于干燥，常容易出现便秘症状。蜂蜜比水更稠、更润，更能发挥滋润肠道的作用，因此能润燥、通便。

本草功效

人们常说蜂蜜能"美容"，这和其"通便"作用也有关系：中医说"肺主皮毛""肺与大肠相表里"，意思就是肺和大肠是一对联系紧密的"工作伙伴"，它们之间的"升降"关系要衔接得好，肺才能发挥好疏通皮肤毛窍的作用；如果"肺到大肠"的这条"大路"堵塞了，那么为肺所主的"皮毛小路"也很容易瘀滞，因此有些人常常会在便秘发生的同时出现皮肤问题。这时候喝蜂蜜水，在润肠通便的同时还疏通了瘀滞的肺气，便能发挥"美容"的功效。尤其对于皮肤干燥的人，例如开篇故事中的唐代公主，蜂蜜在"通达"的同时，还可发挥"润肤"的作用，更是一举两得。

蜂蜜也常常作为丸药的辅料，药店里常可见各种"蜜丸"。这一方面是用它当黏合剂来和丸，另一方面因为蜂蜜带有天然的花香味，"资其芳香润中以启脾胃"，能够使脾胃更好地吸收本草。如果是用在补药的丸药中则更有另一层含义，因为温补的本草多偏燥，用上柔润的蜂蜜可以调和一下燥性。因此，吃完补药后容易口干的人，也不妨喝上一点蜂蜜水"补救"一下。

活用本草

现今蜂蜜养殖和加工的技术越发精细化，衍生出多种不同"花样"的蜜，例如平常所说的枣花蜜养血安神效果良好，梨花蜜偏于润肺清热，龙眼蜜有补血养心的作用，党参蜜兼可健脾益气，油菜蜜偏于清热、润燥、消肿，山楂蜜有助于消食化积……不同花酿出的蜜功效自然稍有差异，但总体还是不离蜂蜜滋养脾胃津液的本质，根据需求的不同可适当挑选。

蜂蜜虽好，但并非人人皆宜，如泄泻、腹胀而舌苔厚者不可服，由于蜂蜜比较滋润，不可一次大剂量服用，否则容易造成腹泻症状。以蜂蜜为佐料，可以制作很多美味食品，如蜜饼、蜜梨、蜜姜、蜜瓜、蜜渍山果等。

椰汁蜂蜜西米露

 材料 西米 100 克，椰汁 200 毫升，蜂蜜、冰糖适量。

 做法 清水煮沸后下西米，待西米煮至透明再倒入椰汁、冰糖、蜂蜜，再煮 3 分钟，即可食用。

本品有补血润燥的功效，适用于口干舌燥、皮肤干燥且粗糙的人群。

蜂蜜蛋黄美容方

 材料 蜂蜜 20 克、蛋黄 1 个。

 做法 将蜂蜜与蛋黄混合调匀后涂抹在脸上，保留 10 ~ 15 分钟后用温水洗去，每日 1 次。

本方适用于干性皮肤的人群，可起到保湿、润滑的作用。

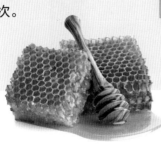

椰子

益气阴，解暑毒

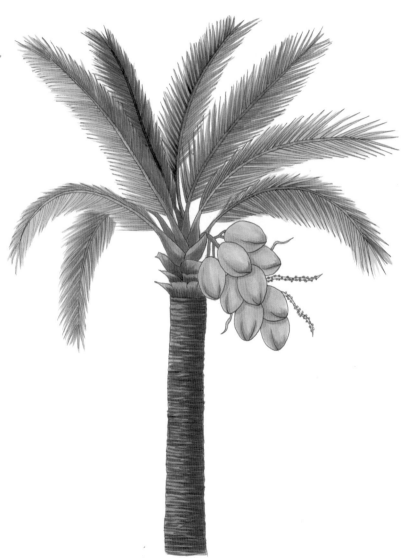

椰子是典型的热带水果，据说古时候海南省文昌一带人家嫁女儿的时候，嫁妆中都要备上一对椰子树。新婚夫妇成婚后则需要把椰子树栽种到家门前，有造福后代的含义，等他们的孩子长大后，就可以吃到父母亲手栽种的椰子。久而久之，文昌便成了"椰子之乡"，椰子也成了海南岛的特产。椰树四季花开花落，果实不断，一棵椰树上可同时有花朵、幼果、嫩果和老果，嫩果的肉和汁的口感及风味都超过老果，饮汁以当场采的鲜椰子为最佳。椰肉色白如玉、芳香滑脆，椰汁清凉如水、甘甜如蜜，营养丰富。

细解本草

近年来椰子水已经成为一种时尚饮料，一到夏天，椰子便出现在各种时尚达人户外游玩的自拍照中。这是因为夏天人体出汗较多，流失了大量体内的阴分物质，如果在海滩或者户外活动，在大汗淋漓的情况下，体内的元气也会跟着汗液跑出身体，此时多出现身热多汗、口渴心烦、小便短赤、体倦少气、精神不振的症状，这是气阴两伤的表现。饮用椰子汁可以清暑解渴、补虚生津、祛除暑热、迅速补充阴液，食用椰子肉可以补益脾胃、祛风、利尿，具有补充元气的效果。夏天喝椰子水对身体非常有益，尤其对于健身的人，可以在健身后迅速补充电解质，还能增加饱腹感，以达到减肥的效果。

本草功效

　　椰子可使用的部位有椰子皮、椰子汁及椰子肉。椰子皮可以止泻、止血，如《证类本草》中记载椰子皮："味苦，平，无毒。止血，疗鼻衄，吐逆霍乱，煮汁服之。"椰子汁可清暑解渴、补虚生津、利尿。《食物本草》中记载其："浆，似酒，饮之不醉。主消渴，吐血，肿，去风热。涂头，益发令黑。"椰子肉可以补益脾胃、祛风杀虫，还具有美颜功效，《本草纲目》中称椰肉："食之不饥，令人面泽。"

活用本草

　　椰子目前市面流行青、黄两种，青椰子最嫩、汁最甜，适合直接饮用；黄椰子肉香、味浓，适合煲汤。椰子的选择主要是看外壳、听声音、观汁色。看外壳是指椰子最好有一层外衣包裹，这种椰子可以保存椰子肉及汁的鲜味。听声音就是选择椰子的时候要把椰子放在耳边摇一摇，听听有没有椰子水的响声，响声大则证明椰子老了或者存放时间久，所以要选择声音清脆而响声却不大的椰子。观汁色指新鲜椰汁应呈乳白色汁液，有一股浓郁香味。椰子汁性质偏寒，水分较多，对于脾虚及寒湿体质不适合饮用。

椰子鸡汤

材料　老椰子 1 个，老母鸡 1 只，猪骨 200 克，大枣 10 枚，生姜 1 块，盐适量。

做法　椰子去皮后，留肉、取汁，回家后把椰子肉切块，放入榨汁机，加水没过椰肉，榨汁，去渣留汁，把榨出来的汁与椰子汁混合备用；老母鸡及猪骨洗干净后切块，用沸水焯并撇去血沫备用。砂锅中放入鸡块、猪骨、大枣及生姜，把准备好的椰子汁倒入，再加水至没过所有材料一个拇指指节，大火煮开后转小火慢熬 1 个小时，最后加盐调味即可食用。

椰子炖蛋

材料　青椰子 1 个，鸡蛋 2 个，牛奶 100 毫升，白砂糖适量。

做法　椰子去皮，开盖、留汁；在 1/2 的椰汁中加如 100 毫升牛奶、两个鸡蛋及适量糖（根据个人需求加入），搅拌均匀后过筛，滤去蛋汁中的空气，然后把过滤好的蛋汁倒入椰子中，盖上椰子盖，隔水蒸 40 分钟即可食用。

上述两个药膳，性味平和，适合普通大众日常食用。

甘蔗

天然复脉汤，甘甜养脾阴

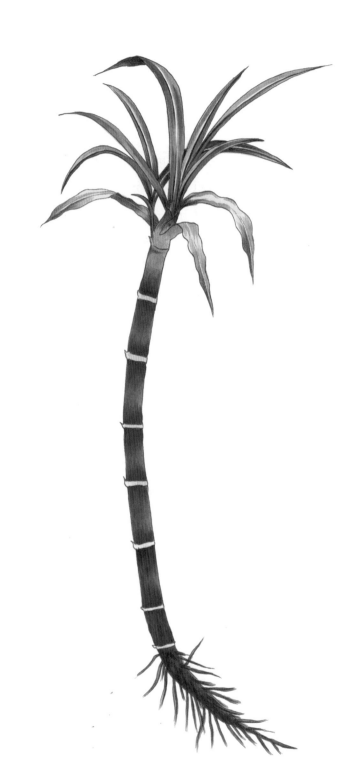

甘蔗有两个品种，一种是糖蔗，一种是果蔗。糖蔗是制糖的原料，日常生活中所见更多的是果蔗。果蔗根据皮色不同，有黑皮与青皮两种，黑皮甘蔗主要以广东中山、番禺、福建及台湾所产最为著名，青皮甘蔗中的上品是产自广东的"潭州白蔗"及钱塘江流域盐官镇的青蔗，青皮甘蔗素有"脆如雪藕甘似蜜"的美誉。

细解本草

《备急千金要方》中记载甘蔗："味甘平涩，无毒，下气和中，补脾气，利大肠，止渴去烦，解酒毒。"《本草便读》中记载甘蔗："润上部以清金，止渴解酲能导下；入中焦而和胃，消痰滋燥性甘寒。"《随息居饮食谱》中记载甘蔗："甘凉。清热，和胃，润肠，解酒，节蛔，化痰，充液。治瘅疟、暑痢，止热嗽、虚呕。利咽喉，强筋骨，息风，养血，大补脾阴。榨浆名天生复脉汤。"

甘蔗榨出来的汁有一个很了不起的名字——"天生复脉汤"，是什么意思呢？复脉汤实际指的是中医的一首名方——炙甘草汤，它的组成包括了炙甘草、人参、生地、阿胶、麦冬、火麻仁、大枣、桂枝、生姜及少量白酒，是有名的补益汤剂，具有益气滋阴、通阳复脉的作用。尤其在暑热天气，出汗较多、体力消耗过大时，很容易出现气阴两伤的表现，如心悸、口干舌燥、头晕等不适症状，同时脉象也会变细、变小或者出现节律不一致的情况，中医认为这种情况是气阴不足、阳气不畅的表现，这时服用复脉汤可以使这种脉象的变化恢复正常。除了使用中药复脉汤治疗外，我们身边常可得到的甘蔗汁同样能起到一定的复脉效果。《本草纲目》中记载："蔗，脾之果也。其浆甘寒，能泻火热……消渴解酒。"因为甘蔗既能补脾气，又能大补脾阴，可以达到气阴双补的效果，虽然通阳的效果不如复脉汤，但是不失为日常食疗保健的一种选择。

本草功效

夏季食用甘蔗一般都是直接食用，很少做成菜肴，但是到了冬季，甘蔗则成为一道特殊的食材。冬季又冷又干，因此南方有吃羊肉来暖身的习惯，如果单纯吃炖羊肉，没吃几块体内就有种燥热的感觉，南方百姓这时候就会选择使用甘蔗作为材料，与羊肉一起炖煮，除了可以达到祛腥、提鲜的效果外，关键还在于可以利用甘蔗下气和中、止渴去烦的功效，缓解羊肉的燥性，可以达到补而不燥、补而不腻的效果。

此外，甘蔗还有一个看家本领，就是解酒毒。酒是通过五谷发酵而来，具有湿热的特点，酒性峻烈，特别容易耗伤气阴，同时能入血脉，走窜力又特别强，饮酒过多就会导致湿热留于血脉、上窜脑窍。因此在醉酒后，常会出现头痛、头胀和头晕。这时候来一杯甘蔗汁，既能补益气阴，更能入血中把酒毒清除，所以我们饮酒后可以喝杯甘蔗汁来缓解醉酒症状。

活用本草

　　清明祭祖，广州有三宝，甘蔗、烧猪与蒸糕。这里使用甘蔗的寓意是祈求祖先保佑家族繁荣，做事顺景。但民间又有个说法"清明蔗，毒如蛇"，这里的清明蔗指在冬季砍取后，过了一个冬季，天气回暖，甘蔗会受到霉菌的污染，如进食，严重者可导致神经系统中毒症状。其实，甘蔗并不一定要在冬季砍取，只要不砍取，它就可以在田中继续生长，等到了清明再砍取也是可以食用的，只是没那么甜而已。因此，清明期间食用甘蔗关键是学会选蔗，选蔗一般来说要以粗细适中、节长均匀、色鲜、有白霜、无虫蛀、无异味者为佳，出现红心的甘蔗一定不要食用。

　　甘蔗有青皮与黑皮两种，青皮者性偏凉，适宜肺胃有热者食用；黑皮者性偏温，肺胃热盛者不宜。甘蔗对于脾胃虚寒及糖尿病者不宜使用，同时不可多食、久食，否则容易有腹胀、呕吐等弊端。

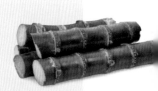

甘蔗鸡汤

 材料　老母鸡 1 只，黑皮甘蔗 3 节，生姜、盐适量。

 做法　甘蔗洗净、去皮，切成小段；鸡洗净切块，加入沸水中，焯去血沫，捞起备用。砂锅中先放入甘蔗，然后放入母鸡及生姜，加水超过材料一个拇指指节，大火煮至水烧开，继续煮 10 分钟，盖上锅盖，再文火煮 1 个小时，加盐调味即可食用。

甘蔗羊肉汤

材料
羊肉1斤，黑皮甘蔗3节，萝卜1根，玉米1根，马蹄200克，生姜1大块，白酒2勺（约20毫升），盐适量。

做法
甘蔗洗净、去皮，切成小段；萝卜、玉米切块，马蹄去皮后切半；羊肉切块，洗净后沥干水备用。锅中置少量油，烧热后加入姜片、羊肉中火翻炒3分钟左右，倒入两勺白酒，白酒炒可以更好地去除羊膻，继续炒至羊肉表面没有血色，炒好后的羊肉直接用清水冲洗3遍；准备一个砂锅，把甘蔗放入砂锅中，然后放入羊肉，羊肉上面再铺上姜片，最后把萝卜和玉米倒入，加入清水超过所有材料表面两个食指指节以上；先大火将汤煲开，捞掉血沫，再小火慢炖2~3小时，煲好后加入盐调味即可食用。

注意：这个羊肉汤比较清甜，所以食用羊肉时可根据个人口味蘸腐乳或是辣酱。

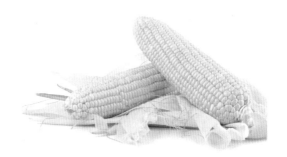

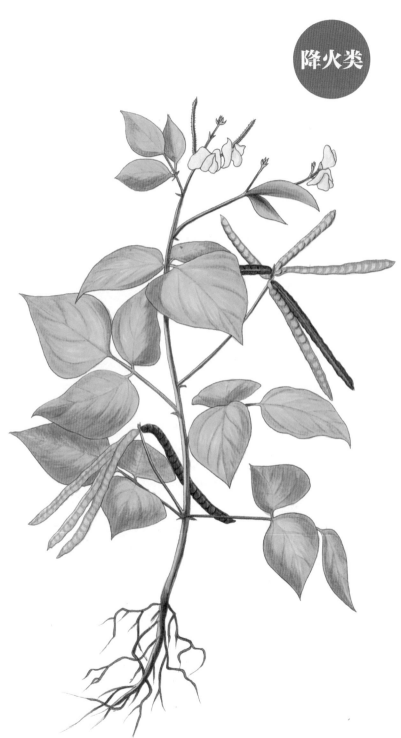

降火类

绿豆

能『解毒』的『明星』本草，解的到底是什么毒

　　曾有一段时间，"绿豆治百病"的假新闻被炒得沸沸扬扬，给这种原本平易近人的家常食材蒙上了一层阴影。其实，绿豆本无罪，作为和生活最为贴近的本草之一，它只是不幸被别有用心的人利用了。绿豆可"解毒"确实是有古籍依据的，只不过它所解的是"丹毒"。古代有不少人为求长生而炼丹、服丹，服"五石散"一度还成为达官贵人中的流行时尚。像"五石散"这类"丹药"多是用各种矿石进行配制，药性非常刚燥，人吃多了就容易中"丹毒"，这是一种偏于热性的中毒。这种情况很棘手，贵族们还常误把中毒症状当成"成仙"的迹象，而医师们又不好直说"仙丹"有问题，就想出了个办法，用甘寒的生绿豆榨汁后，让贵族们服下以清热解毒。经过多年的流传，民间便有了"绿豆解毒"的说法。

细解本草

　　小小的绿豆，生枝发叶在雨水与炎热相持的长夏，因此它的基本性质是平和的，只是它的豆子成熟在秋季，凉爽的秋风便给绿豆披上了一层寒性的外衣。绿豆擅长治疗的热毒属于"外向型"的毒，尤其是表现在皮肤表面的热毒，因为它制约热邪靠的是外层寒性的绿豆衣。甘甜平和的绿豆肉则能缓和邪气上冲的势头，即中医所说的"甘可缓急"。在壳和肉的配合下，绿豆可以把上冲的热毒清一清、压一压。但古籍中也强调，绿豆治不了"实火"和因阳虚而生的"虚火"，因为仅靠绿豆那层寒性的外皮不足以对抗热性强烈的"火邪"，同时它没有温补之性，对

"虚火"也不宜，反而可能越压越"火"。因此，绿豆多数时候还是作为日常生活中需要"清热"时的食疗之用，很少用于重大疾病的治疗中。

本草功效

民间还有另一种说法——绿豆能治"皮肤热毒"，这确实也有一定的依据。《神农本草经疏》中记载绿豆："味甘寒，无毒。主丹毒，烦热，风疹。"夏天如皮肤突发灼热、红痒不适，家中老人常会煮碗绿豆汤来清热、消疹。古籍中有首方剂名为"扁鹊三豆饮"，便是用绿豆配上黑豆、赤小豆和甘草熬煮，在小孩子发热伴有皮肤红疹的时候饮用。但要注意的是，为清皮肤热毒服用"扁鹊三豆饮"时，一定要把绿豆皮也一同吃下去，因为绿豆是"皮寒肉平"，有清热的功效；反之，如果吃绿豆怕性寒伤胃的，可以把豆皮去掉。

活用本草

绿豆糖水几乎家家户户都会做，在此便不再赘述，仅在搭配方面有出一些小建议：如果嫌糖水过于甜腻，可以加入陈皮末，消食开胃；用于解暑的话，可以放凉一些再饮用，并可配上一点荷叶；用于清解皮肤热毒的话，可以加入一点野菊花或金银花。

三豆饮

 材料 绿豆、黑豆、赤小豆各 15 克，生甘草 10 克，冰糖适量。

 做法 豆子先浸泡，同甘草一同放入锅中，加水煮开后转小火，煮至绿豆破皮后，加入冰糖，充分搅拌至其融化，关火，稍放凉后即可饮用。

本品可用于夏季小儿皮肤发疹的辅助治疗，《神农本草经疏》中称该方在儿童发热发疹性疾病流行时也可作为预防之用。

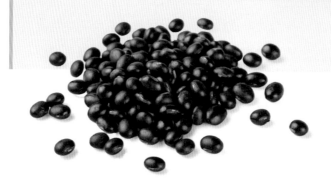

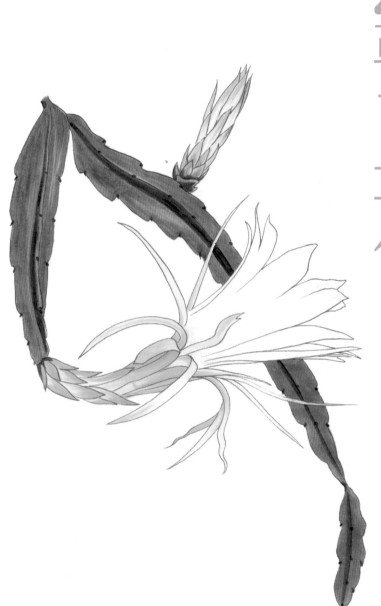

霸王花

除痰止咳顶呱呱，

老火汤中称霸王

霸王花又名剑花，是仙人掌科植物量天尺的花，一般是在夏、秋两季间采花，然后纵向切开，隔水蒸后，晒干使用。霸王花不同地方的名称也有所不同，在北京叫三棱箭、三角柱；在海南又有两种叫法，保亭称其为龙骨花，三亚则叫霸王鞭。广东肇庆的七星岩，盛产剑花，因为剑花凌空、倒挂在绝壁之上，犹如悬在空中的一把尺，故又叫量天尺，因为其霸气十足，又名为霸王花。

细解本草

因为"诸花皆升"，花类本草可以治疗心胸以上部位的火郁之证。霸王花花瓣是白色，白色入肺属金，花蕊是黄色，黄色入脾属土，培土生金，则既可以清痰热郁结，又能健脾以绝生痰之源。

本草功效

《广东中药》中记载其："甘，微寒。"《岭南药用植物图志》中记载："味甘，性微寒；清热润肺，止咳化痰，解毒消肿。"此外，霸王花主要入肺经，具有清肺润燥、除痰止咳的功效。

本草书籍对于霸王花的功效描述得较为简略，霸王花日常除了用于治疗肺燥、肺热咳嗽之外，对于痰热郁结于心胸以上部位也均有效果，譬如用霸王花煲汤辅助治疗肺结核、支气管炎、颈淋巴结核、腮腺炎等疾病。

活用本草

广东人习惯用霸王花煲猪骨，加上蜜枣或罗汉果，一起慢熬 1~2 小时，此汤清香、甜滑，非常适合在岭南地区饮用。汤要好喝，关键在于选花，以朵大、色鲜明、味香甜者为佳，而且霸王花的甘味来自花被内的雄蕊，所以要选择雄蕊较多者。若用鲜花煲汤，清洗上需要有一定技巧，为了保护花蜜及雄蕊，要以自来水细流慢冲。霸王花性微寒，虚寒体质或寒湿体质人群不宜多食。

霸王花白鳝汤

材料 白鳝 1 条，霸王花 100 克，马蹄 250 克，生姜、蜜枣、盐适量。

做法 霸王花用凉水浸泡 30 分钟以上，马蹄去皮、洗净备用；白鳝去内脏及鳃，洗干净，热锅下油，小火把白鳝煎至两面金黄；把白鳝、霸王花、马蹄、生姜、蜜枣放入砂锅中，加水超过材料两个拇指指节，大火煮至水滚后 15 分钟，然后盖锅调小火慢煮 1~2 小时，最后加盐调味即可食用。

本品具有滋阴补肺、清痰热、消食下气的作用，适用于肺燥干咳或热咳痰黄者食用。

霸王花煲猪骨汤

材料 猪骨 1000 克，霸王花 100 克，陈皮 1 块，料酒、生姜、蜜枣、盐适量。

做法 霸王花用凉水浸泡 30 分钟以上；猪骨洗干净，放入沸水中焯去血腥味，捞起后用清水洗一下，沥干水分备用；热锅下油，放入姜片，然后把沥干水分的猪骨倒入，猛火翻炒一下，然后加入 4 勺料酒，继续翻炒 1 分钟左右。砂锅中放入蜜枣、霸王花及炒过的猪骨，加水没过材料 1 个拇指指节，然后加入陈皮，大火煮至水烧开，转小火慢熬 2 小时，最后加盐调味即可食用。

本品具有润肺清燥作用，适合长期吸烟人群食用。

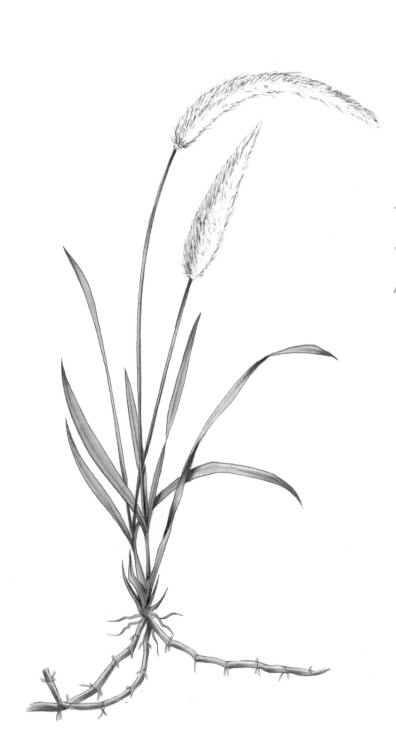

白茅根

秋日燥热难耐，
生津止渴不忘它

白茅根原本就是田间常见的野草，以往农人在劳作结束后，常常采上一把甜丝丝的它带回家去煮水喝。现在随着人们对于养生的重视，白茅根这味本草也进入了都市人的饮品单。尤其在燥热难当的秋季，一杯冰糖茅根竹蔗水的解渴之力胜过各种冰镇饮料，入口甘甜、久久生津。尤其在户外活动和工作回来的时候，唇干舌燥、毫无食欲，来上一杯冰糖茅根竹蔗水，即可除烦、消胀、胃口好。

细解本草

据《神农本草经》中记载白茅根："味甘，寒，无毒。主劳伤虚羸，补中益气，除瘀血，血闭，寒热，利小便。"茅根性寒，故清热效果颇佳，尤能清暑热。

中医分析一味药材除了根据效果，还要从本草的外形、生长环境、生长方向、质地等多个方面去认识，即"取类比象"。就如同人"相由心生"一样，我们要观茅根的"相"，认识茅根的"心"。茅根生于平原的溪边及岸旁湿润的草地中，茎长圆柱形，有时分枝，长短不一，表面黄白色或淡黄色，有光泽，体轻质韧，多具放射状裂隙，有时中心可见一小孔。茅根从小就长在河边，能养阴液，尤其养胃阴，体轻而内部有很多放射状裂隙，这对于秋燥出现的小便频急涩痛非常有用。秋燥出现小便涩痛的情况，类似于因水库缺水而导致下游河流干枯，茅根一方面可以送走热邪、带来凉风、减少水库的蒸发，同时又能养阴液、为水库补水，还能引导水库的水往干枯的河道流去，一举三得，堪称是治"旱"神将。

本草功效

白茅根外表黄白，味道甘甜，同时又具备治疗劳伤虚羸的功用。色白入肺，甘味入脾，性寒清热，白茅根可以生肺脾之津液、清肺脾之热。暑热能伤津耗气，在暑热天，使用白茅根既可以补充肺与脾的阴液，同时能够把暑热清除，避免因暑热耗伤人体元气，最终达到保元气、生津液的作用。劳伤虚羸的病理基础为气阴不足，白茅根可以保元气、生津液，所以对于因暑热或者内热导致的劳伤虚羸的状态，具有一定的疗效，因此古籍中称其能"补中益气"。

活用本草

白茅根一般以鲜品为佳，以条粗、色白、味甜者为最佳。

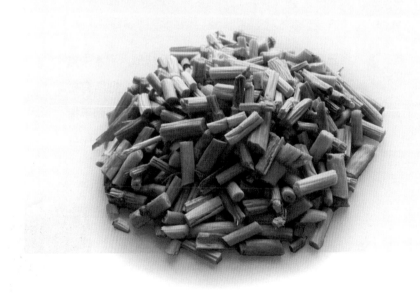

玉米须茅根猪小肚汤

 材料 猪小肚 1 个，玉米须 15～30 克，鲜白茅根 30～50 克，砂仁 5 克，蜜枣 5 枚，生姜 15～20 克，盐适量。

 做法 猪小肚洗干净、切成小段，放入沸水中煮 1～2 分钟后取出，放入清水中浸泡。把玉米须、白茅根洗干净，与蜜枣、砂仁、生姜放入锅内，加水烧开，然后放入猪肚，大火煮沸后转小火煲 2～3 小时，加盐调味后即可食用。

> 本品具有清利湿热的效果，对于急性尿路感染导致尿频、尿急等症状有一定的辅助疗效。

茅根韵味鸡

 材料 三黄鸡 1 只，红萝卜 1 根，鲜白茅根 50 克，竹蔗 2 节，蜜枣 5 枚，生姜 15～20 克，盐适量。

 做法 将三黄鸡、红萝卜洗净、切块；鸡块放入沸水中煮 1～2 分钟后取出备用；竹蔗分成小节；把所有材料包括白茅根一同放入锅中，加水超过材料两手指节，大火至烧开 15 分钟，转小火煲 1 小时，加盐调味后即可食用。

此药膳属于广东清补法，通过白茅根、竹蔗的"清"与鸡的"补"相结合，适合体虚又容易上火的人群食用。

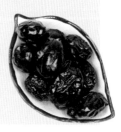

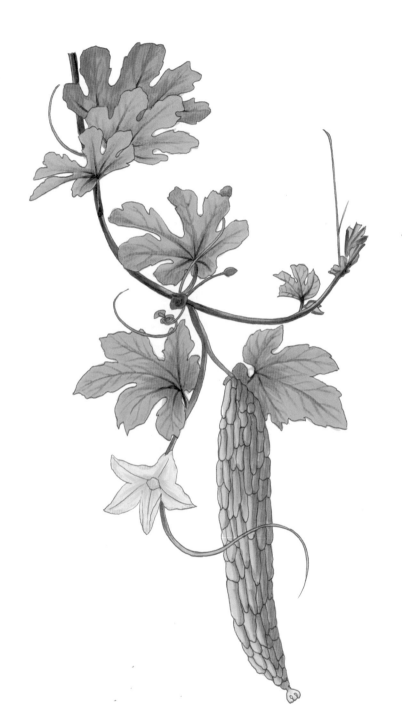

苦瓜

以苦克甜，减少『富贵病』的佳品

糖尿病是多发、常见的"富贵病"之一。有趣的是峨眉山上的猴子因为如梭的游人不断地给它们大量好吃的食物，使它们的生活环境和生活习惯都发生了变化，久而久之，便使它们也患上了糖尿病。

糖尿病是富贵病。随着人们生活水平的提高，随之而来的是大鱼大肉、膏粱厚味，但是人们的健康意识却没有提高，所以很多人患上了糖尿病。除缺少运动、生活节奏快之外，饮食与糖尿病的发生有很大的关系。

细解本草

苦瓜属于蔬菜的一种，性虽苦寒但偏性却不强，因此大多数人都可以吃。同时，作为瓜类，苦瓜水分较为充足，在清热的同时又不伤阴分，对于糖尿病人的口干症状也有好处。很多糖尿病人虽然有些"热象"，但是本身的脾胃也不是很好，过用苦寒药会有伤脾胃的风险，因此用性质相对比较平和的苦瓜，就是一种不错的食疗选择。

本草功效

苦瓜，味苦，性寒，入肝经、脾经、心经、胃经，具有消暑止渴、清热解毒、清肝明目的功效，适用于热性体质及热毒内盛之证。有研究指出，对苦味食物趋避性高的人都比较肥胖，这与肥胖者喜爱吃甜食，相对不喜欢苦味有关。苦瓜味苦，与当今人群喜甜、喜重口味食物截然相反，以苦制甜，一物降一物，糖尿病的"甜"病需要以"苦"来制，特别对于容易饥饿、烦躁、口臭、便秘、牙龈肿痛等热性人群尤为适合。

活用本草

对于糖尿病患者，吃苦瓜期间同时配合有氧运动，降血糖的效果会更好。因苦瓜可降餐后血糖，所以不宜空腹食用，以免发生低血糖反应。降血糖是治疗糖尿病的目标，但却不是唯一的目的，糖尿病的治疗主要是为了减少或避免糖尿病并发症的出现，而且如果血糖太低也会有危险，特别是老年糖尿病患者群。

苦瓜降糖只适用于糖尿病人群中出现胃热等实热症表现者，对于平素脾胃虚弱、水肿较甚、消化力差等虚性、寒性体质者不宜服用。且苦瓜降糖也不是对所有人都起效的，建议已经出现明显血糖异常的人要及时就医，并在医师的指导下配合使用食疗方法。另外，苦瓜性寒，女性经期时慎服。

苦瓜玉米须茶

材料　新鲜苦瓜1根，玉米须30克，绿茶50克。

做法　将苦瓜去籽，将绿茶均匀放入苦瓜中，挂通风处阴干；干燥后，将苦瓜连同茶叶切碎，混合均匀。将洗净的玉米须煮水，取汁冲泡切好的苦瓜及绿茶即可饮用。

本品功效为清热利尿、降血糖。但脾胃虚寒之便溏者需慎用。

苦瓜炒香菇

材料　新鲜苦瓜1根，干香菇5～10个，香芹200克，生姜、盐、花生油各适量。

做法　苦瓜竖切成两半，去瓜瓤及籽后切成片；香芹去叶留梗，切段；干香菇泡发，去蒂、切丝；生姜切丝。起锅烧油，加入食材，翻炒至熟，加适量盐调味后即可食用。

本品不拘泥何种体质均可食用，对于受凉、饮冷则胃痛的人群，苦瓜应酌情减量。

翠玉苦瓜

材料　新鲜苦瓜1根，沙拉酱、番茄酱若干。

做法　将苦瓜切四半，去瓜瓤及籽后，切成薄片，后放入水中浸泡约1小时；将沙拉酱与番茄酱混合，拌匀成粉红色。苦瓜片沥干水分后，即可蘸酱食用。

封藏**如冬**

"寒"只是冬季的外在特征，从气机升降的角度，冬天最重要的作用是帮助人体把阳气"收藏"起来，以使得气血能得到充分的休养。因此，本卷选择的都是一些偏于滋补的食材，最后一味枸杞叶，乃由冬入春，正与开篇衔接。

牡蛎

美味、滋阴又壮阳，是真的吗

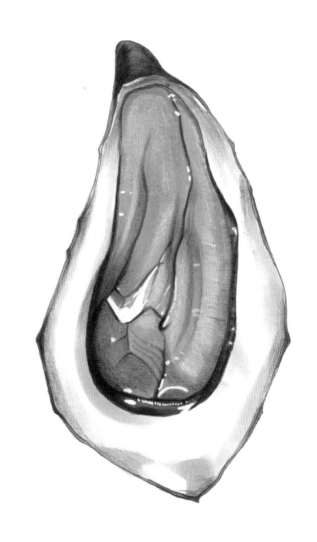

牡蛎这个名字对大众来说有些生僻，但要说起它的另一个名字——生蚝，那就是老少皆知了。在南方近海的城镇上，常可见街边一排叫卖"烤生蚝"的小摊，新鲜的大牡蛎在烤架上烤得吱吱响，白嫩的蚝肉撒上金色蒜蓉和绿色葱花后更是香气扑鼻，让人垂涎欲滴。精明的商家还会在旁边摆上小牌子，说吃牡蛎可以"壮阳、滋阴、美容"，引得路人成群光顾。牡蛎是不是真的有这么多功效？中医又是怎么看的呢？

中医用牡蛎入药，用的其实是它的壳。《本经疏证》中记载牡蛎壳"味咸平，性微寒"，关于它的功效也有个传说。传说大海边有位渔夫每日出海打鱼，有一天他救回了一位非常瘦弱的落水女孩，他见女孩无家可归，便收养了她，女孩十分感激。有一天，渔夫出海遇上了暴风雨，他抱着一块木板苦苦支撑了很久，最终侥幸爬上了岸。自此之后，他便因为惊吓过度而生了病，女孩听说牡蛎壳能够镇静安神，便每日顶着风吹日晒，在礁石缝里辛苦地寻找。龙王听说这事后，便赠了一些肥大的牡蛎种供女孩在海边放养，渔夫吃了牡蛎壳煮的水后，病便一天天地好了起来，而瘦弱的女孩吃了牡蛎后也一天天变得强壮起来。

细解本草

传说中说生蚝有一定的"强壮"功效，事实上是有一定依据的。首先，海味多咸，咸可以入肾，因此很多海产都有"补肾"的作用，如海马、海龙等。虽然"男人吃了壮阳，女人吃了养阴"这种说法过于夸张，但味咸入肾的牡蛎肉确实有一定的补肾效果。《本草纲目》称牡蛎："煮食，治虚损……令人细肌肤，美颜色。"这可能和牡蛎肉那如牛奶般细腻的质地有关，再加上它是"血肉有情"之品，有滋补肾阴的功效，阴血足了，皮肤便能变得水润细腻，因此它的"美容"功效倒也说得过去。至于"壮阳"一说便有些缥缈了，最多是个间接作用。中医更常用的是牡蛎壳。

牡蛎壳常用于潜阳安神。自然界中，潮水的涌起就像阳气浮起，而生于海中的牡蛎有潮涨开壳、潮退闭壳的特点。涨潮时张开壳吸水，就像把阳气吸到阴分中一样；退潮时它又迅速地关壳拢住水分，就像把阳气锁在贝肉中。古人观察到这一现象，认为牡蛎善于"召阳归阴"，也就是能把因惊吓或因发怒而上越的阳气"吸"回来，并牢牢地"锁住"，因此有安神定惊的作用。

本草功效

牡蛎壳尤其适用于受惊吓之后的心神不定，或用于虚热盗汗的治疗。人受惊吓后，阳气会上冲，因此会心慌、心跳，阳气浮越在上而不能入阴，导致有些人"吓到睡不着觉"。有些女性在更年期容易出现烦躁失眠、潮热盗汗的现象，部分是由于阴虚阳浮所致。在这种情况下，除了服用一些滋阴药外，中医还会配上一些如牡蛎这样的潜阳药，将浮越在上面的"虚热"收拢到阴分中，这样人的阳气就会"下潜"，汗液也会内收，也就能"安心"地睡个好觉了。

活用本草

虽说是牡蛎壳才能入药，但在日常生活中，读者们应该更想美味与健康一同享用。因此本期的前两道膳食用的是牡蛎壳，以取其安神及止汗的作用，最后一道膳食则用的是牡蛎肉，重在滋阴养颜，读者可按需选用。成品牡蛎壳可在药铺中买到，虽说家庭也可制备，但恐有些外壳清洗不净，建议还是买成品为好。

牡蛎水鸭汤

 材料　新鲜水鸭肉 1500 克（约半只左右），生姜数片，牡蛎壳 30 克，茯苓 20 克，盐适量。

 做法　将牡蛎壳和茯苓装入汤料袋中；水鸭肉斩块，洗净后先焯一遍水，加入姜片放锅中。锅中加水烧开后，放入汤料袋，转小火煮 1 小时左右，取出汤料袋，关火前加盐调味即可食用。

本品适用于受惊吓后失眠不安的情况，伴有多梦纷纭、心慌不安，茯苓可用茯神替代（药店有售），效果会更好。体虚者还可在汤里加入适量人参片（3～5克，放碗底冲服），可加强安神作用。

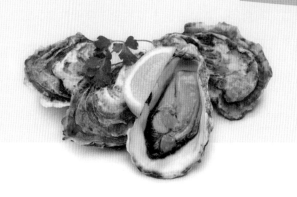

牡蛎百合饮

 材料 牡蛎壳 20 克，干百合 40 克，浮小麦 20 克，冰糖适量。

 做法 干百合先泡发，牡蛎壳和浮小麦装入汤料袋，将上述材料全部放入锅中，加水煮开后转小火煮半小时左右，关火前加入冰糖搅拌，再煮 5 分钟，然后取出汤料袋，可当糖水或饮料饮用。

本品有滋阴止汗的功效，适合更年期因阴虚导致的盗汗失眠，一般多表现为汗出后怕冷不明显、怕热多见，失眠表现为入睡不深、做梦较多，但经常大便稀溏或黏腻的人不宜饮用。

生蚝紫菜汤

 材料 新鲜生蚝 300 克，干紫菜 20 克，猪肉 100 克，芹菜 1～2 棵，盐少许。

 做法 新鲜生蚝洗净，芹菜取茎、切粒，猪肉切肉末。锅中放冷水，先放入生蚝和肉末，煮开后再放入干紫菜和芹菜粒，关火前加少许盐或鱼露调味即可食用。新鲜生蚝本身的滋味便很鲜美，因此不需加太多佐料。

本品对于体型偏干瘦、肌肤不润、胃口尚可者，有改善体质作用。

木耳

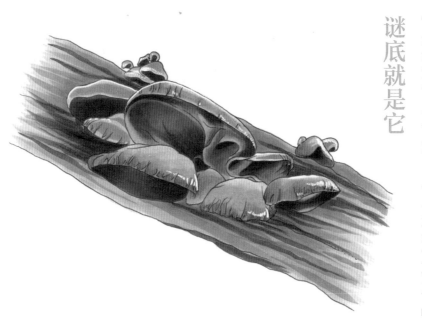

『娘死它才生，它死娘还在』，谜底就是它

有一首有趣的谜语，谜面如下："一物生来真奇怪，它是世上一盘菜，娘死以后它才生，它死以后娘还在。"打一蔬菜。聪明的读者可能已经猜到了，这就是菌类中的美味——木耳。木耳生长在湿润的朽木上，如在自然环境下无人采摘，木耳会自然枯死而成为木耳干，但经泡发后它便又会重新变得鲜嫩可口。中医古籍中常常把木耳称为"桑耳"，这是因为古人认为长在桑树上的木耳质量最佳。在本草文化中，桑叶富含精华，能供蚕食用而织出细密的蚕丝，因此古人认为桑树上长出的木耳更有补益之性。

除了生长的树种不同之外，《本草简要方》中认为木耳按颜色不同又可分为3种："通用者黑黄白三种。黄白两种，均为补品，入药桑耳为多。黄者又名金耳，白者又名银耳，均富胶质，主治滋阴补肺。"这里说的黄耳、白耳指的是现今我们常用的"银耳"，但因为古代黄色、白色的木耳比较少见，因此入药多用的是黑木耳。

细解本草

《本草纲目》中说木耳"味甘，性平"，中医研究各种草药，不仅关注其自身的药性，同时也关注其生长环境。古人观察到木耳只生于枯死的木头上，不生长在土地中，因此认为它乃是木头的"余气"所化。木耳萌发于温暖潮湿的春夏季，此时大地万物盛长，即使"朽木"也能萌发生机，但木头毕竟已经枯死了，不能长出枝叶，于是就长出了木耳。木耳多数是黑色，黑色便如同血液凝结成血块后的颜色，因此木耳就像是木头的"血液"渗透到表面凝结而成的产物。

本草功效

民间曾有个小偏方，女子如果月经来后仍有少许不尽，常常带一点儿血丝，就会用一大碗黑木耳煮大枣或是瘦肉吃。古籍中也称赞木耳："黑者，主女子漏下赤白汁，血病……疗月水不调。"甚至有些人在大便时因痔疮出血而带点血丝，也会煮黑木耳汤吃。也就是说，古人认为木耳有一定"止血"的功效，就是取的它象征"血液凝结"的意象。

也有的本草书指出，木耳毕竟是生长在潮湿木头上的，性质偏"阴"，由此推断，它治疗的出血一般是"阴虚血热"之证。血本身是一种温热的液体，和水一样，也有遇冷则凝结、温化则流动的性质，中医叫作"遇寒则凝，遇热则行"。因此，凡是出血的情况，或多或少都夹有热邪，因为"热"会使血液的流动过于"亢盛"。有些人的"热"是实热，出血量大而猛，而女子月经后的少量出血不尽则以血虚为常见，这种热多是阴虚阳浮的"虚热"。这时候用上富含胶质的木耳，有滋养阴分的作用，同时它本身又有宁血、止血的功效，正适用于阴血亏虚的情况。

活用本草

黑木耳一直是各家各户煲汤炒菜的常用食材，其蛋白质含量高，且含有丰富的铁元素，和肉类非常接近，现代营养学家将它誉为"素中之荤"，颇受素食者的欢迎。木耳的吃法很多，清炒或直接煮汤都是常见的做法，凉拌后也是颇受欢迎的开胃小菜。这里要提醒一下，木耳不要隔夜泡发，变质木耳切勿食用。

木耳香菇汤

材料 干木耳20克，香菇50克，瘦肉200克，芹菜1~2棵，油、盐适量。

做法 干木耳先泡发，洗去杂质，切根、撕小朵；香菇同样泡发，切丝（如个头不大也可不切）；芹菜洗净、切粒；瘦肉切片后剁成肉末，也可仅切片，但肉末煮出来的汤会更香。将木耳、肉末及香菇一同放入锅中，加水煮开后加入少许油，大约煮20分钟后，在关火前加入芹菜粒，再加盐调味即可食用。

> 本品适合经后仍有少许血丝不尽、血丝稍鲜红但量不多、无疲乏者。

凉拌醋云耳

材料 干木耳50克，陈醋30克，香油、酱油适量，白砂糖少许。

做法 干木耳先泡发，洗去杂质，切根、撕小朵；木耳先用开水煮熟，然后过一遍冷水，加入陈醋、香油、酱油、白砂糖等拌匀即可食用。

陈醋本身即有化瘀、止血的作用，收敛之性更强，适合用于痔疮出血的情况。

木耳炖鸡汤

材料 干木耳 10 克，大枣 5～10 枚，鸡肉 500 克，葱 1～2 棵，生姜、盐适量。

做法 干木耳先泡发，洗去杂质，切根、撕小朵；大枣去核，对半切；葱切段、生姜切丝；鸡肉切块，先焯一遍水。热锅放油，放入鸡肉和姜丝翻炒 5 分钟，再加入葱、大枣，木耳，加水没过所有材料，大火煮开后转小火慢炖半小时即可，关火前加少许盐调味即可食用。

本品因为用了大枣和鸡肉，补益之性更强，可作为出血兼有气血虚者的辅助止血之用，但注意木耳量不宜过大。

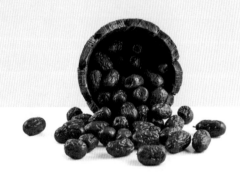

葡萄

颇得帝王倾慕情，
益肝滋肾此果灵

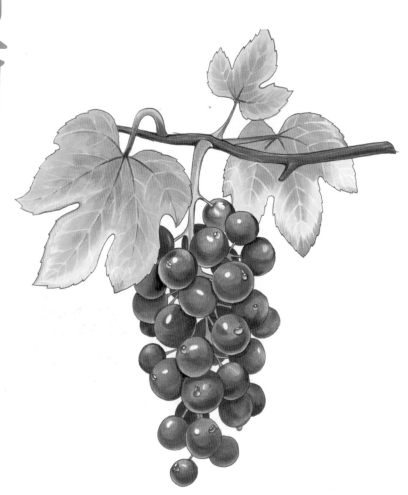

葡萄种类较多，目前日常食用的黑葡萄起源于黑海及地中海地区，在古埃及的坟墓中就可以看到与黑葡萄及葡萄酒相关的壁画。我国黑葡萄的引入与汉朝张骞出使西域有关，当年汉朝与匈奴开战，汉武帝派遣张骞出使西域，联合西域其他国家压制匈奴。张骞在大宛国发现了葡萄，对它甘甜的味道赞不绝口。后来大宛国内发生政变，新国王上台后，把自己的儿子送到汉朝，以表示臣服，其子也把葡萄等植物种子一并带到中国，从此葡萄便在宫殿周围大面积种植。三国时期的魏文帝及魏明帝都有喜食葡萄的偏好，可见当时葡萄的栽培技术已经相对成熟。到了唐朝，唐太宗灭了高昌国后，得到了酿酒的技术，可以在宫廷中酿出芳香的葡萄酒，唐太宗将酒赐给大臣们品尝，便诞生了王翰"葡萄美酒夜光杯，欲饮琵琶马上催"的诗句。

细解本草

《神农本草经》中记载葡萄："味甘平，主筋骨湿痹，益气，倍力，强志，令人肥健，耐饥忍风寒。久食轻身，不老延年，可作酒。生山谷。"《本草纲目》中记载葡萄："逐水利小便……甘而不饴，酸而不酢，冷而不寒，味长汁多，除烦解渴。"《随息居饮食谱》中记载葡萄："甘平。补气，滋肾液，益肝阴，养胃耐饥，御风寒，强筋骨，通淋逐水，止渴，安胎。"

葡萄生长的地方日夜温差较大，譬如我国的西北地区如新疆、甘肃等地，温差较大有助于葡萄的着色及糖度的提高，能有效地把阳气收藏入体内，以适应夜间低温环境。葡萄多汁，汁液属于阴分物质，阳气收藏在阴分物质当中，可达到育阴涵阳、阴涵阳附的效果，故葡萄的特点是既能逐水利尿，又能补气益血、益肝肾之阴。正如《本草求真》中记载葡萄："能摄精气，归宿肾脏。"

本草功效

葡萄营养价值丰富，是一种滋补性很强的水果。常食葡萄，对神经衰弱和过度疲劳均有补益作用。葡萄酒是一种低酒精度饮料，具有味甘、性温、色美、善"醉"、易醒、滋补、养人等特点。女性由于每月 1 次的生理期失血，极易患轻度贫血，致使脸色苍白、面颊缺少红色，看起来无精打采，而且还会怕冷、常年手脚冰凉。如果经常少量饮用葡萄酒，可起到补血补气、开胃健脾、助消化、提神等功效，有助于改善上述诸症。岭南地区阳热在外，人们汗出较多、体内阴液丢失较多，日久容易形成肝肾阴虚的情况，主要表现为五心烦热、失眠多梦、干燥不适、腰酸膝软、眩晕、耳鸣、遗精等，在肝肾阴虚早期，适量食用葡萄有利于改善肝肾阴虚的症状。

活用本草

葡萄，味甘，性平，无毒，是一种多元化的美容果。葡萄种类较多，从果皮颜色区分，大概可以分为黑、紫、红、白（青）4种。白葡萄未熟透时偏绿色，成熟后颜色发白，绿色时候味道偏酸，青色及酸味均能入肝经，可以养肝阴、清肝热，尤其适合经常熬夜加班、喜食辛辣的人吃。白葡萄味道清甜，白色入肺经，清甜入脾经，具有补肺气及润皮肤和毛发的功效，所以对于吸烟朋友颇有益处，对于肺阴不足，或者肝火犯肺，肺阴受损的咳嗽效果较好。白葡萄成熟时较未成熟时效果好；红色葡萄入心，心主血脉，所以可软化血管、活血化瘀、防止血栓形成；紫色葡萄为红、黑颜色混合，是心肾相交、水火既济的产物；黑色葡萄入肾，肾主骨、生髓，髓生肝，肝主筋，可以有效抵抗疲劳，尤其适合体力劳动者食用。因为葡萄皮及葡萄籽中含有大量的营养物质，所以皮及籽一并食用效果更佳。葡萄含有大量的果糖，糖尿病患者尽量不要食用葡萄。海鲜和葡萄不能同食，因为葡萄当中含有大量鞣酸，鞣酸可以与海鲜的蛋白质结合凝固，形成不容易消化的鞣酸钙，可引起腹痛及腹泻症状。

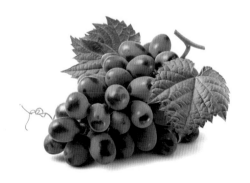

葡萄人参酒

材料
黑葡萄 50 克，人参粉 50 克，白酒 500 毫升。

做法
将葡萄洗净后沥干，放入淡盐水中浸泡 2 小时，沥干水、晾干；用手将葡萄尽量撕揉碎，加入人参粉，连皮、籽一起混合均匀，倒入洗干净的玻璃容器中；加入白酒，盖上盖子，但不要完全拧紧，在室温中浸泡 48 小时后，拣去葡萄皮、葡萄籽。

本品于清晨倒酒涂手心，摩擦腰脊，能助筋力；睡前摩擦腰脊，或者饮用，有助于改善肝肾亏虚型阳痿。这种类型的阳痿多有年轻时房劳过度的情况，平素多表现为精神紧张、五心烦热、颈部淋巴结多有增大、欲望较盛、入夜明显、失眠多梦、口干舌燥、腰酸膝软、耳鸣、遗精等症状。

葡萄红茶

材料
新鲜红葡萄 50 克，红茶 5 克，冰糖 50 克。

做法
将葡萄洗净、去核，放入榨汁机打碎，过滤取汁备用；沸水泡红茶，滤去茶叶，加入冰糖，待冰糖融化后，与葡萄汁混合即可饮用。

本品具有健脾利湿、益气补血的作用，适合脾虚湿困、气血不足的人群饮用，特别适合平素白带偏多、月经量偏少的女性饮用。

乌鸡

善养阴分，女性的恩物

乌鸡是我国特有的药用家禽，肉质细嫩、味道鲜美。据传乌鸡是两位仙女被妖风卷入炼丹池，忍受烈焰熔炼，皮肉、内脏、骨头俱被烧得焦黑，丹药出炉时，两位仙女便化成一对白凤乌鸡。为防止妖魔再次兴风作浪，她们便留在人间，为百姓祛病除邪，造福后世，因此被人们称为"神鸟"。泰和乌鸡是乌鸡中的珍品，据说当年日本攻打南昌，轰炸泰和，泰和乌鸡几乎绝种，科学家为保护泰和乌鸡，经乔装打扮后在当地散户饲养，才保留下这个珍贵鸡种。乌鸡素有"滋补胜甲鱼，养伤赛白鸽，养颜如珍珠"的美誉。

细解本草

女子"以血为本，以气为用"，血中又以肝血为重，气中又以肾气为先，乌鸡甘平无毒，鸡属木类，骨黑属水，得水木之精气，根据五行相生论，水能生木、木能生火。黑色属水，入肾，肾具有封藏全身气血的作用，是人体精华聚集之处，但是精气需要为人体使用，必须借助木气的生发作用，鸡属于木类，通于肝，能调动肾中的精华，化生为气血，为人体所用，所以具有补益肝肾、益助阳气。木能生火，火能生心，心能生血，所以乌鸡能治疗一切肝肾不足及血分亏虚的病症，多用于治疗消渴，以及胸胁脘腹绞痛，补益产后虚弱、缓解崩中带下等。

本草功效

《本草纲目》中记载："乌骨鸡，有白毛乌骨者，黑毛乌骨者，斑毛乌骨者，有骨、肉俱乌者，肉白骨乌者；但观鸡舌黑者，则骨肉俱乌，入药更良。"结合《本草纲目》与《本草备要》对其功效描述，乌鸡味甘，性平，无毒，鸡属木类，骨黑属水，得水木之精气，所以能补益肝肾、益助阳气、退虚热、补血虚。

乌鸡作为药材进行使用的代表当为乌鸡白凤丸。乌鸡白凤丸通过各种药材搭配，让乌鸡的功用得以彰显。相传乌鸡作为药材使用的首创者为三国时期的华佗。当年华佗的母亲得了重病，由亲戚陪同来到徐州，想在临死前见自己儿子一面。华佗心中愧疚，他含着泪，帮母亲详细诊察后，发觉她的脉象沉迟无力，生命危在旦夕。华佗给母亲服用了人参汤，虽然情况有所好转，但是病情已经十分危重，华母提出想回到家乡度过人生最后时光，临行前，华佗叮嘱护送亲戚："我准备了人参汤和急救药，路上代茶饮用，可防中途故去，我随后就赶回家乡"。如是这般，送走了母亲，华佗也把徐州事情处理妥当后，就快马加鞭回到家乡。但当他推开家门，所见情景却让他大吃一惊，华母不但没有去世，反而气色大有改善，还能坐着跟人交谈。华佗喜出望外，询问照顾他母亲的亲戚，亲戚说道："我们回家路上，经过一个小村庄，庄上只有9户人家，晚饭时，我从1户人家买了1只公鸡熬汤，把您开的药与鸡汤混在一起，让老人家喝了，第2天早上，老人家就感觉好了不少，于是就把剩下的汤全喝了。回到家，老人家的病情就好转了"。华佗问道："你买的是什么样的鸡？"亲戚回答："那只鸡白毛、凤头，皮肉都是黑的，当地人称为乌鸡。"华佗想应该是乌鸡起了主要作用，于是他又去买了几只乌鸡，按照原来方法继续煮给华母食用，不久华母的病便彻底康复了。华佗大为惊喜，随后按照此法治疗相类似的患者，均得到相同效果，华佗命名此方为"九户乌鸡汤"。乌鸡白凤丸真正研制成功是清代嘉庆年间的同仁堂，当时乐百龄发现《寿世保元》中"带下篇""虚劳篇""调经诸方"均见一个名为白凤丸的处方，经过无数次试验及调整，在方剂中加入黄芪、人参以增强补气之功，鹿角胶、鹿角霜、桑螵蛸以增强补肝肾之功，四物汤增强养血之功，配合丹参、牡蛎、鳖甲、天冬以加强活血、散结、滋阴、安神之功，加入银柴胡、鳖甲以清透虚热，加用山药、芡实以补益脾肾、祛湿止带，加制香附以理气。乌鸡白凤丸药性平和，不寒不燥，是治疗妇女气血亏虚而引起的相关病症的良药。

活用本草

　　粤菜的特色是"取之自然，烹之自由，食之自在"，而乌鸡汤是粤菜的代表之一。广府地区食用乌鸡方法多样，与西洋参炖，可以补益气阴，又可以增强乌鸡补益气血的作用；与阿胶、黄精、桂圆、大枣、枸杞子、桑葚同煮，可增强补益肝肾阴精的作用。值得注意的是，乌鸡对于实热证或外感发热者是不适宜食用的。

虫草花乌鸡汤

 材料　乌鸡半只，中草花 30 克，客家娘酒半小杯，蜜枣 5 枚，桂圆 5 枚，生姜、枸杞子、盐少许。

 做法　乌鸡切块，入开水汆烫后，捞出洗净；把乌鸡、蜜枣、桂圆、生姜、枸杞子、虫草花放入瓦锅中，加水超过材料 1～2 个手指节，大火煮至水滚，继续煮 5～10 分钟后，转小火盖盖，慢炖 1 小时后加入客家娘酒，继续慢炖 30 分钟至 1 小时，加盐调味即可食用。

西洋参炖乌鸡

 材料　乌鸡半只，西洋参 10 克，虫草花 30 克，客家娘酒半小杯，蜜枣 5 枚，桂圆 5 枚，生姜、盐少许。

 做法　乌鸡切块，入开水汆烫后，捞出洗净；把除客家娘酒外的所有材料放入炖盅，加水超过材料 1～2 个手指节，隔水炖 1 小时后加入客家娘酒，继续慢炖 1 小时，加少许盐调味即可食用。

本品具有补益气血、平喘止咳的效果，主要用于气血不足等。

乌鸡白凤汤

 材料

乌鸡1只，鳖甲25克，牡蛎25克，桑螵蛸10克，天冬30克，人参30克，黄芪15克，当归15克，白芍10克，香附（醋制）10克，生地黄20克，熟地黄10克，川芎5克，益母草10克，山药30克，芡实25克，鹿角霜10克，蜜枣5枚，客家娘酒半小杯，生姜、盐少许。

 做法

乌鸡切块，入开水汆烫后，捞出洗干净；把所有本草用纱布包好，与鸡块、生姜、客家娘酒同时放入砂锅，加水超过材料1～2个手指节，大火煮至水滚，继续煮5～10分钟后，转小火盖盖，慢炖2小时，加少许盐调味即可食用。

以上3个汤剂均有补益肝肾、益气养血的功效。虫草花乌鸡汤与西洋参炖乌鸡同时具有补益肺气的功效，适合长期吸烟或者气虚咳嗽的人群饮用；乌鸡白凤汤补血效果更佳，适合女性月经前及经后饮用。

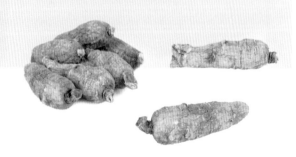

枸杞叶

春野三仙，杞叶为先

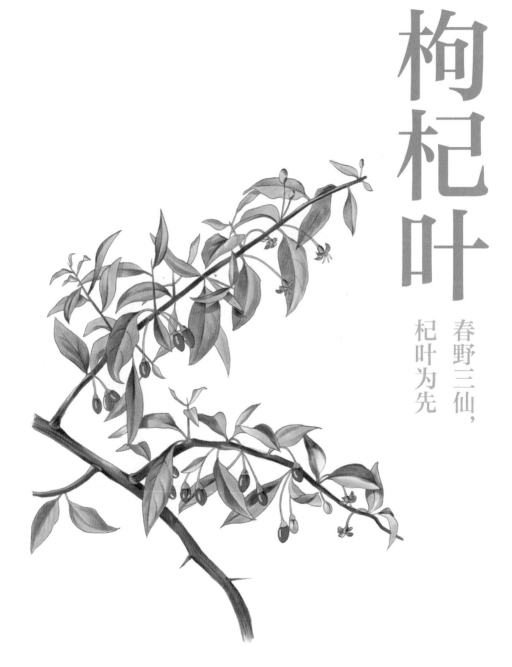

枸杞叶是枸杞树的叶子，有补肝肾、益精气、清热平肝、明目提神的功效。广东地区对于枸杞叶情有独钟，春夏两季常用枸杞叶与猪肉、猪肝或猪小肠一起，煮出一碗枸杞三及第汤。在梅州地区，当地人们有一种经典搭配的早餐——枸杞叶肉汤配客家腌面，肉汤味清、腌面味浓，一清一浓，浑然天成，美味解饥。枸杞叶肉汤的汤色清澈，清香中透出肉香，起到除烦解渴、明目安神的功效，非常适合作为早餐及夜宵食用。春季，枸杞头与马兰头、荠菜被称为"春野三仙"。

细解本草

枸杞叶性凉，味甘微苦。据《药性论》中记载："能补益精诸不足，易颜色，变白，明目，安神。"《食疗本草》中记载："并坚筋能老，除风，补益筋骨。"

枸杞叶采摘时节以春季为最佳，李时珍称其为天精草，是因为枸杞树把往年收藏的天气精化，在春天的时候，发为枸杞芽及叶。古人认为此乃得天之精华而生，具有养肝肾的作用，而且秉承了"春升生"的特性，能调达肝气、醒脑明目。在春天用枸杞叶与猪肝煮汤，具有补益肝血、疏肝明目的作用。

本草功效

枸杞树一身为宝，但具有一定的时令特点。李时珍在《本草纲目》中记载："春采枸杞叶，名天精草；夏采花，名长生草；秋采子，名枸杞子；冬采根，名地骨皮。"春暖花开之时，枸杞树便生长出嫩芽，它有个名字叫枸杞头。枸杞叶与枸杞头均以春季为最佳，具有春天生机勃勃的特性，适合把冬天聚集于体内的垃圾透发出体外，以达到推陈致新的作用。

《太平圣惠方》中所记载的枸杞叶羹，用枸杞叶、青蒿叶、葱白、豆豉烹调而成，治疗骨蒸劳、肩背烦疼、头痛、不能下食。原文提及的"骨蒸劳"是一个中医病名，这种病以腰脊弯曲、双足无力、发热为主要表现，而且这种发热像是从骨缝里蒸发出来一样，用枸杞叶食疗很合适。

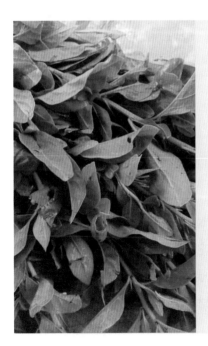

活用本草

枸杞叶及枸杞头作为食材烹饪多以入汤或清炒为主，菜式包括了客家枸杞三及第汤、鲫鱼花甲枸杞叶汤、枸杞叶猪杂粥、蒜蓉炒枸杞头等。枸杞头在烹饪时一定要摘去老茎，留取嫩叶，且需要用猪油和菜籽油同用。枸杞叶并无特殊禁忌，普遍适合平常饮食所用。

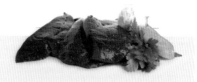

客家三及第枸杞叶汤

材料 枸杞叶 150~200 克，猪肝、猪肉、猪肠各 30~50 克，生姜 10 克，猪油适量，玉米淀粉、盐、糖适量。

做法 猪肉、猪肝、猪肠洗净，前两者切小片，猪肠切段，每段长度 2~3 厘米，三者均放适量的猪油、玉米淀粉、盐、少许糖及适量的水，手抓混合均匀，放入冰箱腌制 20 分钟；新鲜的枸杞枝叶先整株用水冲洗干净后，再放清水里浸泡 10 分钟以上，取出后再用水冲洗 1 遍，摘下叶子备用。锅内放水，水开后放入姜片，加入猪肉、猪肝及猪肠，煮 5~10 分钟后再加入枸杞叶，大火煮至枸杞叶软熟则可。

> 本品具有清肝明目、养肝血的效果，适合长期熬夜、精神压力大、长时间用眼的人群饮用。

枸杞叶煎蛋

材料 枸杞叶 150 克，鸡蛋 3 个，胡椒粉、淀粉、盐、油适量。

做法 枸杞叶洗净后，放入沸水中焯 1~2 分钟，捞出后过凉水，用手挤压出苦汁；鸡蛋打入碗中，倒入枸杞叶、胡椒粉、淀粉、盐一起搅拌均匀。热锅下油，待油温升高后倒入上述材料，煎至两面金黄即可食用。

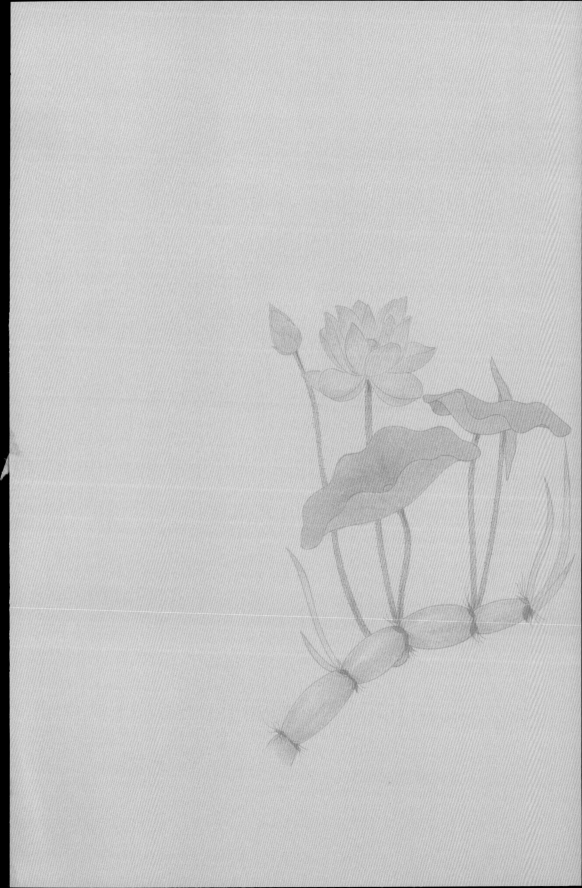

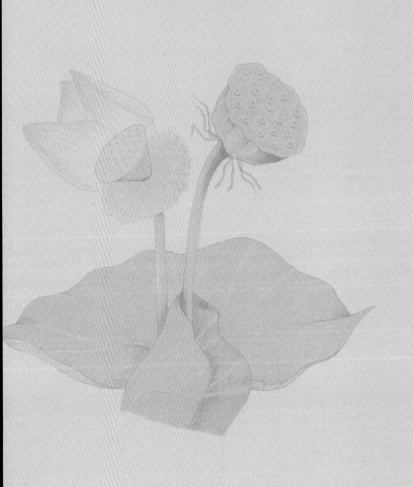

28板